Gunther Schwetlick

Hüftkopfnekrose und gefäßgestielter Beckenspan

Studie zu Angiographie und Vaskularisation

Geleitwort von U. Weber
Mit 56 Abbildungen

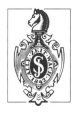

Springer-Verlag
Berlin Heidelberg New York
London Paris Tokyo
Hong Kong Barcelona
Budapest

Reihenherausgeber

Professor Dr. Jörg Rehn
Mauracher Straße 15, W-7809 Denzlingen
Bundesrepublik Deutschland

Professor Dr. Leonhard Schweiberer
Direktor der Chirurgischen Universitätsklinik München-Innenstadt
Nußbaumstraße 20, W-8000 München 2
Bundesrepublik Deutschland

Professor Dr. Harald Tscherne
Medizinische Hochschule, Unfallchirurgische Klinik
Konstanty-Gutschow-Straße 8, W-3000 Hannover 61
Bundesrepublik Deutschland

Autor

Priv.-Doz. Dr. Gunther Schwetlick
Orthopädische Klinik und Poliklinik der Freien Universität Berlin
im Oskar-Helene-Heim
Clayallee 229, W-1000 Berlin 33
Bundesrepublik Deutschland

ISBN 3-540-53806-2 Springer-Verlag Berlin Heidelberg New York

CIP-Titelaufnahme der Deutschen Bibliothek
Schwetlick, Gunther: Hüftkopfnekrose und gefäßgestielter Beckenspan : Studie zu Angiographie und Vaskularisation / Gunther Schwetlick. Geleitw. von U. Weber. - Berlin ; Heidelberg ; New York ; London ; Paris ; Tokyo ; Hong Kong ; Barcelona ; Budapest : Springer, 1991
  (Hefte zur Unfallheilkunde ; H. 214)
  ISBN 3-540-53806-2
NE: GT

Dieses Werk ist urheberrechtlich geschützt. Die dadurch begründeten Rechte, insbesondere die der Übersetzung, des Nachdrucks, des Vortrags, der Entnahme von Abbildungen und Tabellen, der Funksendung, der Mikroverfilmung oder der Vervielfältigung auf anderen Wegen und der Speicherung in Datenverarbeitungsanlagen, bleiben, auch bei nur auszugsweiser Verwertung, vorbehalten. Eine Vervielfältigung dieses Werkes oder von Teilen dieses Werkes ist auch im Einzelfall nur in den Grenzen der gesetzlichen Bestimmungen des Urheberrechtsgesetzes der Bundesrepublik Deutschland vom 9. September 1965 in der jeweils geltenden Fassung zulässig. Sie ist grundsätzlich vergütungspflichtig. Zuwiderhandlungen unterliegen den Strafbestimmungen des Urheberrechtsgesetzes.

© Springer-Verlag Berlin Heidelberg 1991
Printed in Germany

Die Wiedergabe von Gebrauchsnamen, Handelsnamen, Warenbezeichnungen usw. in diesem Werk berechtigt auch ohne besondere Kennzeichnung nicht zu der Annahme, daß solche Namen im Sinne der Warenzeichen- und Markenschutz-Gesetzgebung als frei zu betrachten wären und daher von jedermann benutzt werden dürften.

Produkthaftung: Für Angaben über Dosierungsanweisungen und Applikationsformen kann vom Verlag keine Gewähr übernommen werden. Derartige Angaben müssen vom jeweiligen Anwender im Einzelfall anhand anderer Literaturstellen auf ihre Richtigkeit überprüft werden.

Satz: E. Kieser, Neusäß
24/3130-543210 – Gedruckt auf säurefreiem Papier

Hefte zur Unfallheilkunde
Beihefte zur Zeitschrift „Der Unfallchirurg"

Herausgegeben von:
J. Rehn, L. Schweiberer und H. Tscherne

214

Für Ingrid, Daniel und Jan

Geleitwort

Die Mikrochirurgie stellt eine besondere Operationstechnik dar und kommt interdisziplinär und fachübergreifend zur Anwendung. Unter Mikrochirurgie verstehen wir ganz allgemein die chirurgische Manipulation mit Vergrößerungshilfen. Zwar hat die Mikrochirurgie bereits eine über 100jährige Geschichte und ist in manchen Fächern wie der Augenheilkunde, der Hals-Nasen-Ohren-Heilkunde oder der Neurochirurgie gut etabliert, doch hat sie erst in den letzten Jahren Eingang in die operative Orthopädie gefunden; ihre Grenzen und Möglichkeiten sind bisher noch nicht fest konturiert.

Für die orthopädische Mikrochirurgie haben v. a. die experimentellen Arbeiten von Bunke aus dem Jahr 1965 über die Transplantationschirurgie von Extremitäten, die Entwicklung der freien Lappenplastiken durch O'Brien aus dem Jahr 1973, die Einführung mikrochirurgischer Arbeitsweisen an der Wirbelsäule – zunächst beim Bandscheibenvorfall – durch Caspar u. Yasar 1977 und besonders die Berichte über gefäßgestielte Knochentransplantationen von Taylor aus dem Jahr 1974 Bedeutung.

Ganz grundsätzlich werden mikrochirurgische Techniken heute angewendet für die Präparation und Naht neurogener Strukturen, für die Präparation und Anastomosierung von Gefäßen mit einem Durchmesser von weniger als 3 mm und zur Gewebepräparation von Strukturen, die ohne Vergrößerungshilfe nicht oder nur schwer erkennbar sind. Aus diesen unmittelbaren Möglichkeiten mikrochirurgischer Techniken können auch im orthopädischen Fach mittelbar reparierende und rekonstruierende Maßnahmen abgeleitet werden. Dabei erscheint u. a. auf der Grundlage der verfeinerten Gefäßchirurgie der Wunsch naheliegend, Durchblutungsstörungen des Knochens, sog. avaskuläre Nekrosen, durch mikrochirurgische Techniken therapeutisch anzugehen.

Der Autor der vorliegenden Monographie hat nach Analyse der bisher angewandten operativen Methoden zur Behandlung von ischämischen Hüftkopfnekrosen experimentell und klinisch die Grundlagen erarbeitet, um revaskularisierende Eingriffe durch Transplantation sog. gefäßgestielter mikrovaskulärer Beckenspäne erfolgreich zur Anwendung zu bringen.

Grundvoraussetzung ist die diagnostische Absicherung und Typisierung der Durchblutungsstörungen. Dies konnte durch Anwendung der superselektiven angiographischen Untersuchungstechnik in Verbindung mit elektronischer Subtraktion standardisiert werden. Darüber hinaus konnte durch entsprechende Funktionsangiographien nachgewiesen werden, inwiefern lageabhängig eine Verbesserung der Abbildungsverhältnisse und eine Verbesserung der Durchblutungssituation des Hüftkopfes erreicht werden kann.

Durch die gleiche angiographische Technik läßt sich auch das Spenderareal besser beschreiben. Dadurch konnte nicht nur der bereits bekannte sog. vordere Beckenspan (Versorgungsgebiet der A. circumflexa ilium profunda), sondern auch (neu!) der sog. hintere Beckenspan (Versorgungsgebiet des R. profundus der A. glutaea superior) als geeignetes Transplantat empfohlen werden.

Die experimentellen Untersuchungen weisen nach, daß nach Transplantation derartiger mikrovaskulär gestielter Späne die Ernährungssituation im Transplantatlager, insbesondere im avaskulären Transplantatlager, entscheidend positiv beeinflußt und zusätzlich angelagerter Knochen rasch vaskularisiert wird. Damit waren die Grundlagen zur klinischen Anwendung solcher Operationsverfahren geschaffen.

Die Zuverlässigkeit einer eigenen, neu entwickelten Operationstechnik konnte durch postoperative radiologische Untersuchungen und Nachweis der freien Perfusion des Transplantats auch im Spätangiogramm eindrücklich unter Beweis gestellt werden.

Die inzwischen vorliegenden klinischen Ergebnisse bestätigen, daß die hier erarbeiteten Operationsverfahren bei geeigneter Indikationsstellung berechtigte Anwendung in der Behandlung der Hüftkopfnekrose finden. Dies setzt profunde Kenntnisse der Anatomie und Pathologie des Hüftgelenks sowie der Hüftchirurgie einerseits und die Beherrschung mikrochirurgischer Operationstechniken andererseits voraus. Damit bleibt dieses Verfahren z. Z. noch einer kleineren Gruppe orthopädischer Chirurgen vorbehalten. Ich bin aber sicher, daß auf der Grundlage der Weiterentwicklung der Mikrochirurgie auch in der Orthopädie der Anwendungsbereich derartiger Operationstechniken sich rasch vergrößern wird.

Dem Autor dieses Buches, meinem langjährigen Mitarbeiter und Oberarzt der Orthopädischen Universitätsklinik Berlin Oskar-Helene-Heim, gebührt Dank dafür, daß er diese Untersuchungen durchgeführt hat und daß er damit der Mikrochirurgie, einer sich in der Orthopädie z. Z. entwickelnden operativen Technik, für die klinische Anwendung neue Wege aufgezeigt hat.

Berlin, März 1991 U. WEBER

Danksagung

Für die Hilfe bei der Planung und Durchführung der Untersuchung bedanke ich mich bei Herrn Professor Weber.

Mein besonderer Dank gilt Herrn Professor Rettig.

Herrn Priv.-Doz. Dr. Klingmüller und Frau Schorn danke ich für die wesentliche Unterstützung bei der Herstellung und Interpretation der selektiven Angiographien.

Für die Durchsicht der histologischen Präparate bin ich Herrn Dr. Störkel zu Dank verpflichtet.

Herrn Professor Schuster und Herrn Professor Jessen danke ich für die Überlassung eines Arbeitsplatzes. Die photographischen und graphischen Arbeiten wären ohne Frau Paszlack und Frau Janz, die tierexperimentellen ohne Frau Singer, Herrn Volk und Herrn Schmidt nicht möglich gewesen.

Berlin, im Frühjahr 1991   G. SCHWETLICK

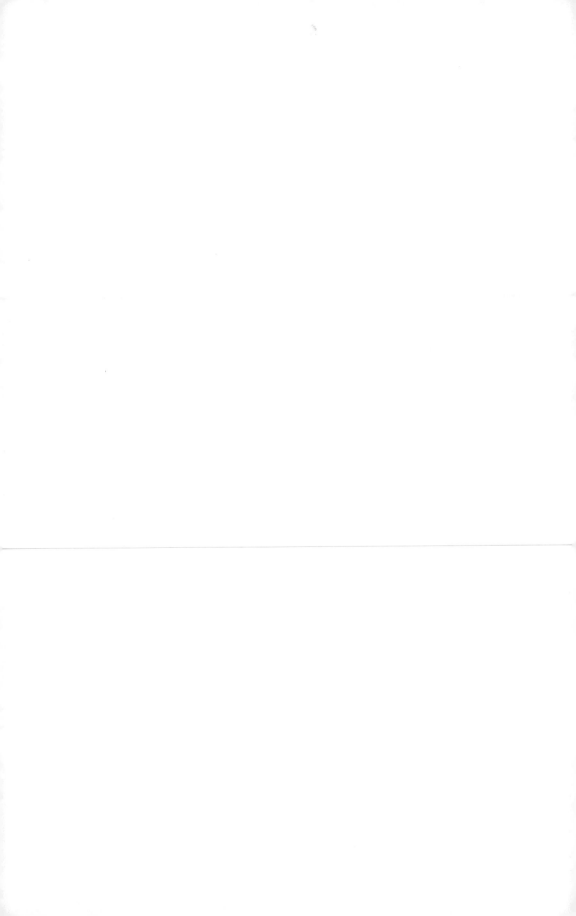

Inhaltsverzeichnis

1 Einleitung 1

1.1 Das Krankheitsbild der ischämischen Hüftkopfnekrose 1
1.2 Häufigkeit und Pathogenese der ischämischen Hüftkopfnekrose 2
1.3 Anatomische Grundlagen der hüftkopfernährenden Gefäße 5
1.4 Angiographische Darstellung der hüftkopfernährenden Gefäße
    sowie der A. circumflexa ilium profunda 9
1.5 Revaskularisierende Operationsverfahren zur Behandlung der
    Hüftkopfnekrose des Erwachsenen unter besonderer Berücksichtigung
    des gefäßgestielten kortikospongiösen Beckenspans 15
1.6 Elektronische Subtraktion 25

**2 Angiographie bei der Hüftkopfnekrose und Studien
   zur Vaskularisation des gefäßgestielten Beckenspans** 27

2.1 Themenerläuterung zu den angiographischen Untersuchungen 27
2.2 Themenerläuterung zu den tierexperimentellen Untersuchungen 27

3 Methodik 29

3.1 Angiographische Untersuchungsverfahren 29
3.2 Präoperatives Krankengut 30
3.2.1 Angiographien der extraossären Hüftkopfgefäße bei Femurkopfnekrose ... 30
3.2.2 Angiographien der extraossären Hüftkopfgefäße
      bei unterschiedlichen Funktionsstellungen des Hüftgelenks 30
3.2.3 Die Angiographie der A. circumflexa ilium profunda 30
3.3 Operative Präparation der A. circumflexa ilium profunda 30
3.4. Postoperatives Krankengut 31
3.4.1 Darstellung der A. circumflexa ilium profunda nach Implantation mit einem
      kortikospongiösen gefäßgestielten Beckenspan in den Hüftkopf 31
3.4.2 Postoperative, superselektive Angiographien der mit einem
      kortikospongiösen Beckenspan in den Hüftkopf verlagerten ....
      A. circumflexa ilium profunda bei unterschiedlichen Funktionsstellungen
      des Hüftgelenks 31
3.5 Tierexperimentelle Untersuchungsverfahren 32
3.5.1 Operatives Vorgehen 32
3.5.2 Histologische Untersuchungen 34
3.5.3 Tetrazyklinmarkierungen 35
3.5.4 Mikroangiographien 35

4 Ergebnisse 37

4.1 Präoperativer angiographischer Status der A. circumflexa ilium profunda 37
4.2 Abgangsverhältnisse der A. circumflexa ilium profunda
im Operationsbefund 40
4.3 Angiographien der extraossären hüftkopfernährenden Gefäße
bei Hüftkopfnekrose 41
4.4 Angiographische Befunde bei unterschiedlichen Funktionsstellungen
des Hüftgelenks 50
4.5 Nachweis der postoperativen Zirkulation im Gefäßstiel
des verlagerten autologen, heterotopen Transplantats
durch die superselektive Angiographie 53
4.6 Angiographischer Nachweis von Zirkulationsveränderungen in den
die autologen, heterotopen Transplantate versorgenden Gefäßen
bei unterschiedlichen Hüftgelenkstellungen 57
4.7 Die venösen Abflußwege der autologen, heterotopen Transplantate
im Hüftkopf 61
4.8 Ergebnisse der tierexperimentellen Untersuchungen 62
4.8.1 Histologie der explantierten Beckenspäne und der angelagerten
Spongiosa einschließlich Tetrazyklinmarkierung 63
4.8.2 Mikroangiographischer Nachweis der Revaskularisation
der angelagerten Spongiosa 70

5 Diskussion 73

5.1 Angiographien der extraossären hüftkopfernährenden Gefäße 73
5.2 Angiographie der extraossären Hüftkopfgefäße
bei unterschiedlicher Gelenkstellung 76
5.3 Angiographische Darstellung und operative Präparation
der A. circumflexa ilium profunda 78
5.4 Postoperative Angiographien der mit dem gefäßgestielten Span
in den Hüftkopf verlagerten A. circumflexa ilium profunda 82
5.5 Gefäßgestielter Span und Hüftgelenkbeweglichkeit 84
5.6 Spanabflußverhältnisse 88
5.7 Zur Subtraktion 89
5.8 Tierexperimentelle Untersuchungen einschließlich
Tetrazyklinmarkierungen und Mikroangiographien 90

6 Zusammenfassung 93

Literatur 95

Sachverzeichnis 107

1 Einleitung

1.1 Das Krankheitsbild der ischämischen Hüftkopfnekrose

Eine besondere klinische und soziale Bedeutung erlangt die ischämische Hüftkopfnekrose durch ihr Vorkommen im jüngeren Erwachsenenalter und damit in der aktivsten Lebensperiode (Wagner u. Zeiler 1980). Über eine zunehmende Häufigkeit der Erkrankung berichten Willert et al. (1980) sowie Niethard u. Puhl (1978). Von Mau (1982) wird ein durchschnittliches Erkrankungsalter von 37 Jahren und 4 Monaten angegeben. Diese Angaben decken sich annähernd mit dem von Reichelt (1969) und Wolff u. Rogmans (1982) festgestellten Erkrankungsalter der überwiegend männlichen, an idiopathischer Hüftkopfnekrose erkrankten Patienten. Patterson et al. (1964) fanden mit 43,7 Jahren ein höheres durchschnittliches Erkrankungsalter. Wagner (1968) berichtet über ein gehäuftes Auftreten der Gelenkschäden bei jüngeren Menschen im 4. und 5. Lebensjahrzehnt. Willert u. Sarfert haben schon 1975 auf die Schwierigkeiten der echten Frühdiagnose hingewiesen. Verantwortlich dafür ist die geringe Beschwerdesymptomatik im Anfangsstadium (Mau 1966).

Bei späterer Diagnostik folgt fast durchweg eine Zerstörung des Hüftgelenks (Wagner 1968); sie entspricht dem Verlauf des unbehandelten Krankheitsbildes (Willert et al. 1980).

Das doppelseitige Auftreten der idiopathischen Hüftkopfnekrose, bei Patterson et al. (1964) in 42%, Merle d'Aubigne et al. (1965) in 50% und Catto (1977) in bis zu 70% der Fälle, stellt eine geradezu katastrophale Komplikation dar (Wagner 1969).

Behandlungsziel der Erkrankung ist es, bei den relativ jungen Patienten das Gelenk zu erhalten; zumindest aber den Zeitpunkt des Gelenkersatzes aufzuschieben (Rabenseifner u. Küsswetter 1982).

Neben gefäßunabhängigen Therapieverfahren wie zentraler Knochenmarkentlastung (Ficat 1971; Hungerford 1980; Kantor et al. 1985), autologer Spongiosaplastik (Küsswetter u. Dorn 1982), kortikospongiöser Spaneinbringung (Bonfiglio u. Bardenstein 1958), homoioplastischer Knochen-Knorpel-Transplantation (Mittelmeier u. Harms 1980), intertrochantärer Umstellungsosteotomie (Willert u. Sarfert 1974; Bruns et al. 1982; Glas et al. 1982; Heisel et al. 1984) und Rotationsosteotomien (Sugioka 1978; Kotz 1980) sind nach experimentellen Studien und Einführung von mikrochirurgischen Operationstechniken revaskularisierende Operationsverfahren zur Therapie der ischämischen Hüftkopfnekrose entwickelt worden.

Literaturmitteilungen über das Ausmaß der Perfusion von in den Hüftkopf verpflanzten, autologen, heterotopen Transplantaten sind jedoch rar.

Ausgehend von den hier vorgestellten angiographischen Veränderungen der extraossären hüftkopfernährenden Gefäße bei der Hüftkopfnekrose des Erwachsenen, erschien es uns wichtig, die Zirkulationsverhältnisse von gefäßgestielten Transplantaten im Hüftkopf zu klären. Eine spezielle Angiographietechnik einschließlich der elektronischen Subtraktion in unterschiedlichen Funktionsstellungen des Hüftgelenks haben es erstmals ermöglicht, Perfusionsänderungen der autologen, heterotopen, gefäßgestielten Hüftkopftransplantate beim Menschen, hervorgerufen durch unterschiedliche Hüftgelenkstellungen, nachzuweisen. Die Auslöser für diese Untersuchungen waren u. a. die grundlegenden und richtungsweisenden Arbeiten von Hipp (1966, 1968).

Die Makroangiographien wurden ergänzt durch tierexperimentelle Untersuchungen mit kortikospongiösen Beckenspänen.

Anhand von mikroangiographischen und histologischen Untersuchungen wurde überprüft, inwieweit es vom gefäßgestielten Beckenspan zu einer Revaskularisierung angelagerter Spongiosa kommt.

1.2 Häufigkeit und Pathogenese der ischämischen Hüftkopfnekrose

Merle d'Aubigné et al. (1965) berichten über 150 idiopathische Hüftkopfnekrosen mit deutlicher Zunahme der Erkrankungshäufigkeit. Diese Entwicklung hat sich in den letzten 2 Jahrzehnten fortgesetzt. Reichelt (1969) gibt im orthopädischen Krankengut eine Häufigkeit von 0,2–0,3 % an. Wagner (1968) berichtet über das gehäufte Auftreten bei jungen Menschen.

Das Hüftgelenk mit seiner außergewöhnlichen Beweglichkeit und die isolierte Gefäßversorgung des Femurkopfes ist gegenüber Schädigungen besonders anfällig und reiht sich in die Gruppe jener Skelettregionen ein, die gegen eine Ischämie außerordentlich empfindlich sind (Kahnbein des Fußes und der Hand, Mondbein und Sprungbein) (Pelzl 1982). Als idiopathische Hüftkopfnekrose wird ein Krankheitsbild bezeichnet, das zu partiellem oder totalem Strukturwandel führt und in bis zu 70 % beidseitig auftritt (Hipp u. Glas 1987b). Die Veränderungen laufen in der Regel langsam über Monate und Jahre ab. Akute Verläufe mit schwerer totaler Destruktion des Gelenks werden beobachtet. Der Verlauf ist charakterisiert durch Verlust der Tragfähigkeit des befallenen Skelettabschnitts. Ein Zusammenbruch der erkrankten Gelenkregion mit schwerer Deformierung ist die Folge.

Eine einheitliche Terminologie für die ischämische Hüftkopfnekrose hat sich bis jetzt nicht durchgesetzt (Hipp u. Glas 1987b). Der Begriff idiopathische Hüftkopfnekrose wird immer weiter in den Hintergrund gedrängt, da in vielen Fällen die Ursache für die Knochennekrose aufgedeckt werden kann (Cruess 1978). Mau (1982) hält es für fraglich, ob die idiopathische Hüftkopfnekrose des Erwachsenen als solche existiert und hält das Krankheitsbild in seiner Entstehung für polyätiologisch.

Gesichert ist ein vermehrtes Auftreten von Hüftkopfnekrosen nach medialen Schenkelhalsfrakturen (Nigst 1964).

Dieses gilt auch für Schenkelhalsfrakturen am wachsenden Skelett (Rettig u. Schauß 1984; Weber et al. 1985b). Besonders konservativ behandelte Frakturen sind hiervon betroffen (Weber et al. 1985a).

Maurer u. Tauber (1970) fanden in ihrem Untersuchungsgut von 117 Patienten bei 23,9 % der Patienten eine Nekrose des Femurkopfes nach medialer Schenkelhalsfraktur mit Abhängigkeit der Kopfnekrose vom Frakturlinienverlauf. Bei einem Frakturlinienverlauf proximal vom Eintrittsgebiet der lateralen Epiphysenarterie resultiert in jedem Fall eine Schenkelkopfnekrose, nicht dagegen bei distalem Verlauf (Maurer u. Teuber 1970).

Pelzl (1982) fand die häufigsten Hüftkopfnekrosen bei Schenkelhalsfrakturen mit einer Frakturlinie in Höhe der Eintrittsstelle der lateralen Epiphysengefäße in den Femurkopf (Abb. 1). Die schwersten Umbaustörungen wurden bei einem Neigungswinkel der Fraktur von 70–80° gesehen. Bei einem Neigungswinkel des Frakturspalts unter 70° traten mit zunehmender Entfernung der Fraktur vom Gefäßpol nur leichte Formen nekrotischer Bezirke auf. Diese Beobachtungen wurden von Trueta (1968) bestätigt. Er betont, daß die Unversehrtheit des Oberschenkelkopfes hauptsächlich, ja ausschließlich von der Erhaltung der lateralen Epiphysenarterien abhängt. Scharf et al. (1984) fanden nach medialen Schenkelhalsfrakturen in 21,4 % der Fälle Hüftkopfnekrosen. Die Garden-IV-Fraktur zeigte mit 60 % die höchste Nekroserate. Garden-I-Frakturen hatten nie eine Femurkopfnekrose zur Folge. Bei Auswertung von 100 medialen Schenkelhalsabduktionsfrakturen stellte Machan (1981) beim Frakturtyp Pauwels III in 55 % eine Kopfnekrose bzw. Teilnekrose fest. Bei Zugrundelegung der Einteilung von Trueta ergab sich beim Typ I, bei dem die Frakturlinie durch den Bereich des oberen seitlichen Quadranten am Übergang vom Schenkelhals zum Oberschenkelkopf läuft, in 68 % der Fälle eine Kopf- oder Teilnekrose. Insgesamt gibt der Autor bei der Kombination Trueta I, Pauwels III, Garden IV bzw. III in 81 % eine Kopf- bzw. Teilnekrose mit Pseudarthrose an.

Nigst (1964) nimmt aufgrund von Literaturzusammenstellungen an, daß bei nichtdislozierten medialen Schenkelhalsfrakturen in 10 %, bei dislozierten Frakturen in 20–40 % mit einer Nekrose zu rechnen ist. Eine deutliche Differenz besteht in der Inzidenz der avaskulären Nekrose zwischen eingestauchten, nichtdislozierten und instabilen, dislozierten Schenkelhalsfrakturen. Calandruccio und Anderson (1980) berichten bei dislozierten Frakturen über eine Nekroserate von 50 %. Protzmann u. Burkhalter (1976) sahen bei 18 von 21 jungen Erwachsenen Femurkopfnekrosen nach Schenkelhalsfrakturen, welche durch

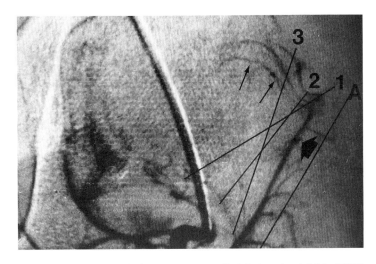

Abb. 1. Unterschiedlicher Frakturlinienverlauf (*1,2,3*) bei der Schenkelhalsfraktur (nach Muhr 1977) in Beziehung zum angiographisch (elektronisch subtrahiert) dargestellten R. profundus (➡) der A. circumflexa femoris medialis und den Rr. nutritii capitis proximales (→). Je vertikaler (*3*) die Frakturlinie verläuft, desto größer wird die Gefahr der Schädigung der lateralen Epiphysengefäße. Bei der mit (*A*) bezeichneten lateralen Schenkelhalsfraktur besteht diese Gefahr in weit geringerem Maße

erhebliche Traumata ausgelöst worden waren. Arnoldie u. Linderholm (1972) konnten durch intraossäre Druckmessungen bei 52% der medialen Schenkelhalsfrakturen Zirkulationsstörungen im Femurkopf nachweisen. Jantzen u. Schuster (1960) fanden unter 11 Patienten mit Hüftkopfnekrosen bei der prognostisch günstigeren, lateralen Schenkelhalsfraktur (Hesse 1925) überwiegend Jugendliche. Sutro (1978) berichtet über eine Hüftkopfnekrose bei Einbruch der proximalen Schenkelhalskortikalis. Posttraumatische Hüftkopfnekrosen nach operierten und konservativ behandelten Hüftverrenkungsbrüchen folgten in 16 von 34 Fällen (Griebel u. Feldkamp 1978). Weigand et al. (1978) fanden Hüftkopfnekrosen nur bei verzögerter Reposition länger als 24 h nach traumatischer Hüftluxation. Eine Reihe von Stoffwechselentgleisungen können für die Femurkopfnekrose verantwortlich gemacht werden. Alkoholismus, Steroidtherapie und Gicht sind als Ursachen zu benennen (Boettcher et al. 1970; Jones et al. 1968; Smyth u. Leidholdt 1973; Sweetnam 1969). Boettcher et al. (1970) fanden bei 37 von 50 Patienten mit nichttraumatischer Femurkopfnekrose übermäßigen Alkoholkonsum. Patterson et al. (1964) gaben eine Alkoholanamnese von 17% und Merle d'Aubigné (1964) von 10% an. Müller-Schweinitzer (1970) stellte bei 10 Fällen 6mal erhöhten Alkoholkonsum fest. Auch Reichelt (1969) teilt gehäuft Alkoholmißbrauch mit. Der Pathomechanismus scheint über die durch den Alkoholismus ausgelöste Fettleber mit Fettstoffwechselstörung zu laufen. Eine kontinuierliche, relativ asymptomatische Fettembolisierung mit Verlegung der intraossären kapillären Blutbahn wird vermutet (Jones 1971). Nach mehreren Monaten kommt es zur Knochennekrose (Fischer et al. 1972). Die Eigentümlichkeit der Gefäßversorgung spielt für den Befall des Hüftkopfes eine besondere Rolle. Eine gleiche Schädigungskette wird für die kortisoninduzierte Hüftkopfnekrose angenommen, welche ebenfalls eine Bevorzugung des männlichen Geschlechts zeigt (Klümper et al. 1967). Die in der subchondralen Zone lokalisierten Fettembolien (Fischer u. Bickel 1971) führen zum Zelltod in diesem Areal (Cruess et al. 1975; Wang 1977). Eine erhöhte Kapillarfragilität und Vaskulitis scheint für die Entwicklung der Osteonekrose weiterhin verantwortlich zu sein (McFarland u. Frost 1961). Cruess et al. (1968) konnten in ihrem Untersuchungsgut jedoch keinen Hinweis auf eine Vaskulitis finden. Schädigungen des Gerinnungssystems durch Steroidgabe spielen ebenfalls eine Rolle bei der Entwicklung der Knochennekrose. Eine Bedeutung scheint dabei die durch Steroide hervorgerufene Osteoporose zu haben (Boettcher et al. 1970; Jaffe et al. 1972). Morbus-Cushing-Patienten leiden ebenfalls unter Femurkopfnekrosen (Madell u. Freeman 1964; Patterson et al. 1964). Mitteilungen über Hüftkopfnekrosen finden sich in Verbindung mit Steroidtherapie und malignen Lymphomen (Papp 1977) sowie in Verbindung mit malignen Lymphomen und der lymphoblastischen Leukämie nach Chemotherapie und Kortikosteroidtherapie (Nikkanen et al. 1980; Timothy et al. 1978; Kaufmann u. Lampert 1977). Zsernaviczky et al. (1974) weisen auf das gemeinsame Auftreten von multiplen Osteonekrosen und der Lipidstoffwechselstörung Typ IV nach Fredrickson hin; dieses gilt auch für die Fettstoffwechselstörung Typ II nach Fredrickson (Zsernaviczky et al. 1976). Willert et al. (1977) machten gleiche Erfahrungen. Hackenbroch et al. (1978) konnten im Untersuchungsgut von 98 gesicherten aseptischen Hüftkopfnekrosen bei 23 Fällen ohne Trauma oder Begleiterkrankungen in 65% Hyper- bzw. Dyslipidämien nachweisen. Bei einem knappen Drittel der Patienten mit Hüftkopfnekrose lassen sich Erhöhungen der Kupferkonzentration nachweisen (Zsernaviczky et al. 1982). McCollum et al. (1971) fanden unter 68 Patienten mit sog. idiopathischer Hüftkopfnekrose 27mal eine Gicht oder Hyperurikämie. Hackenbroch et al. (1978) konnten sogar in 91% eine Hyperurikämie bei Patienten mit Hüftkopfnekrose nachweisen, bei denen weder physikalische Einwirkungen, Kortisonmedikation oder Begleiterkrankungen vorgelegen hatten. Kombinationen von Hyperurikämie, Diabetes mellitus und Hyperlipoproteinämie sind bekannt (Reinhardt u. Wagner 1980). In 7,5 % lag ein Diabetes mellitus in Verbindung mit einer Hüftkopfnekrose im Untersuchungsgut von Korn et al. (1980) vor. Bei lang andauernder Pankreatitis sind aseptische Knochennekrosen relativ häufig (Griffiths 1981). Das gehäufte Auftreten von Femurkopfnekrosen und Osteonekrosen nach Nierentransplantationen ist dokumentiert (Aichroth et al. 1971; Binswanger et al. 1971; Oppermann et al. 1981; Hackenbroch et al. 1978; Harrington et al. 1971). Ätiologisch bedeutsam ist die gleichzeitige Gabe von Steroiden (Bohr u. Heerfordt 1977; LeParc 1983). Bei Mehrfachtransplantationen ist das Risiko der aseptischen Knochennekrose erhöht (Jones 1974). Ein weiterer ätiologischer Faktor ist die Dekompressionskrankheit (McCallum u. Walder 1966). Hipp u. Glas (1987a) halten es für denkbar, daß es im Rahmen der Dekompressionskrankheit mit Freisetzung von Gasen in Form kleinerer Bläschen zur Blockade von Endgefäßen des Femurkopfes kommt. Histopathologische autoptische Untersuchungen von Femurköpfen bei Tauchern weisen darauf hin, daß es, bedingt durch Störungen der Blutversorgung, hervorgerufen durch Plättchenaggregation bei Sedimentation von Erythrozyten und Thrombosierung in Verbindung mit intravaskulärer Bläschenbildung, zur Entwicklung von Osteonekrosen kommt (Kawashima et al. 1978). Rettig (1951) beschrieb eine Caissonnekrose des Hüftkopfes mit Überdruckbelastung und plötzlichen Druckschwankungen. Bei diesen Femurkopfnekrosen handelt es sich um späte Ereignisse nach Exposition (Welfling 1971). Aseptische Femurkopfnekrosen werden bei Sichelzellenanämie (Chung u. Ralston 1969; Ebong 1977; Bömelburg et al. 1986) beobachtet. Die Viskosität des Blutes, welches Sichelzellen enthält, ist erhöht, und die Zirkulation in den Kapillaren und Sinusoiden beeinträchtigt. Die Sichelung der Erythrozyten kann zu hochgradigen Zirkulationsstörungen mit nachfolgender Nekrose führen (Diggs u. Anderson 1971). Bei der Gaucher-Erkrankung verursachen große Speicherzellen eine Kompression der Knochengefäße mit folgender ischämischer Nekrose (Davies 1952). Der systemische Lupus erythematodes (Dubois u. Cozen 1960), die Fabry-Erkrankung (Griffiths 1981) und die Panarteriitis (Schauer 1977) werden ursächlich für die aseptische Nekrose des Hüftkopfes verantwortlich gemacht. Bezüglich des Lupus erythematodes ist die ätiologische Bedeutung für die Entstehung der aseptischen Knochennekrose durch die gleichzeitige Kortikosteroidgabe jedoch schwierig (Vasey 1971). Auch Röntgen- und Isotopenbestrahlung können als ursächlich für die Entstehung der Hüftkopfnekrose angesehen werden (Mau 1966; Phemister 1931).

1.3 Anatomische Grundlagen der hüftkopfernährenden Gefäße

Trueta stellte 1968 fest, daß die störanfällige Blutversorgung in der funktionellen Anatomie des Hüftgelenks begründet ist, dessen Besonderheit in der außerordentlichen Beweglichkeit des Gelenks liegt. Zwei Zuflußgebiete sind vorwiegend an der Ernährung des Femurkopfes beteiligt: Aus der A. iliaca entspringt die A. obturatoria (Weber 1960). Von ihr zweigt die A. acetabularis in über 54,5 % der Fälle ab. In 14,9 % entspringt die A. acetabularis aus der A. circumflexa femoris medialis (Weathersby 1959). Die Zahl der im Lig. teres verlaufenden Arterien ist unterschiedlich; überwiegend handelt es sich um 2–5 Arterienäste mit einem medianen Durchmesser zwischen 0,2 und 1,01 mm (Schink u. Parhofer 1962). Die

Gefäße des Lig. teres sind in 10–80% auch während des Erwachsenenalters durchgängig (Lang u. Wachsmuth 1972). Nach den Untersuchungen von Sevitt (1964) reicht in der Regel die Blutversorgung durch das Lig. teres gerade aus, einen Teil des Hüftkopfes lebensfähig zu halten, wenn die übrigen hüftkopfernährenden Gefäße zerstört sind. Die Arterien des Lig. teres erreichen oft nur ein begrenztes subfoveales Areal oder fehlen nach Angaben von Sevitt u. Thompson (1965). Intrakapitale Anastomosen zu den oberen und unteren retinakulären Arterien ließen sich nachweisen (Sevitt 1983). Wertheimer u. Lopes (1971) sahen in 1/3 der Fälle eine Verbindung zum arteriellen Netzwerk des Femurkopfes. Maurer et al. (1968b) schätzen die Gefäße des Lig. teres im Gegensatz zu Hulth (1956) im Erwachsenenalter als bedeutungslos ein. Schwaiger (1936) weist darauf hin, daß Gefäßwandveränderungen, physiologischer oder pathologischer Verschluß eines Teils oder aller Gefäße des Lig. teres (s. Abb. 4) keine pathologischen Prozesse am Gelenkknorpel und Gefüge des Femurkopfes auslösen. Die A. circumflexa femoris medialis entspringt in 57% aus einem gemeinsamen Stamm, dem Truncus profundus circumflexus perfectus, zusammen mit der A. circumflexa femoris lateralis und der A. femoris profunda aus der A. femoralis (Hipp 1962). In 24% seiner Angiographien konnte Hipp einen selbständigen Ursprung der A. circumflexa femoris medialis aus der A. femoralis feststellen. Die A. circumflexa femoris lateralis und A. circumflexa femoris medialis bilden einen extrakapsulären arteriellen Ring um das Hüftgelenk, wobei die A. circumflexa femoris lateralis den vorderen Anteil dieses Rings bildet. Die Hauptarterienversorgung des Femurkopfes erfolgt über die A. circumflexa femoris medialis (Trueta 1968) (Abb. 2). Dieses Gefäß teilt sich in einen R. superficialis und einen R. profundus. Der letztere verläuft in der Fossa intertrochanterica bis fast zum oberen Pol des Schenkelhalses (Hipp 1962). Mehrere Äste gehen von der A. circumflexa femoris medialis zum M. obturator externus. Kleine aszendierende Äste werden zur Schenkelhalsrückwand abgegeben (Chung 1976). In diesem Bereich verlassen die wichtigsten Äste die Arterie und treten in den Schenkelhals und in den Oberschenkelkopf ein (Trueta 1968).

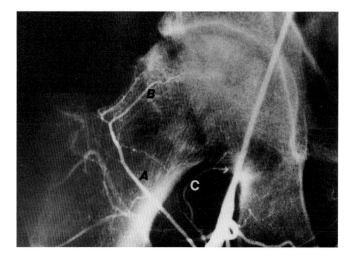

Abb. 2. Angiographische Darstellung der extraossären hüftkopfernährenden Gefäße. Die unterschiedlichen Bezeichnungen der arteriellen Äste sind der Tabelle 1 zu entnehmen

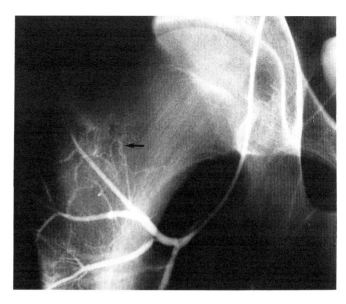

Abb. 3. Selektive Darstellung der A. circumflex femoris lateralis mit (→) R. nutritius anterior. Dieser Ast ist inkonstant und hat keine wesentliche Bedeutung für die Hüftkopfernährung (Tucker 1949)

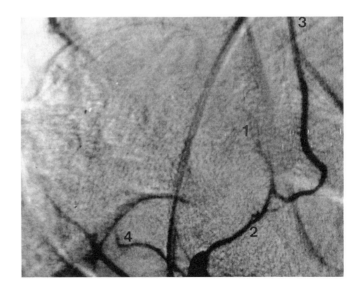

Abb. 4. Angiographische Darstellungen der aus der A. acetabularis entspringenden Gefäße des Lig. teres (*1*), bis zur Fovea femoris capitis zu verfolgen. Verbindung zwischen der A. obturatoria und dem R. profundus der A. circumflexa femoris medialis (*2*); A. obturatoria (*3*); R. nutritius capitis distalis (*4*)

Dabei berücksichtigt die Benennung der arteriellen Äste nach Trueta u. Harrison (1953) die Einteilung des Femurkopfes in Epi- und Metaphyse. Die Nomenklatur für die Gefäße des proximalen Femurs ist teilweise verwirrend (Ogden 1974). Einen Überblick gibt Tabelle 1.

Tabelle 1. Unterschiedliche Bezeichnungen der verschiedenen arteriellen Äste. Die Bezeichnung A, B, C bezieht sich auf die angiographische Darstellung in Abb. 2

A Posterior collum branch (Müssbichler 1956)
   Posterior cervical branch (Müssbichler 1973)
   Dorsal femoral neck branch (Brünner et al. 1977)
   Superior branch of the medial circumflex artery (Theron 1977)

B Superior synovial arteries (Müssbichler 1956)
   Rami nutritii capitis superiores (Lang et al. 1972)
   Laterale Epiphysen- und obere Metaphysengefäße (Trueta et al. 1953)
   Posterosuperior retinacular arteries (Tucker 1949)
   Superior nutrient branches (Brünner et al. 1967)
   Superior capsular branches (Theron 1977)
   Rami nutritii dorsales craniales (Nigst 1964)

C Inferior synovial artery (Müssbichler 1956)
   Ramus nutritius capitis inferior (Lang et al. 1972)
   Unteres Metaphysengefäß (Trueta et al. 1953)
   Posteroinferior retinacular arteries (Tucker 1949)
   Inferiorer retinaculärer Ast (Müssbichler 1970a)
   Inferior nutrient branches (Brünner et al. 1967)
   Rami nutritii dorsales caudales (Nigst 1964)

Gefäße, die den oberen seitlichen Quadranten des Hüftkopfes versorgen, werden laterale Epiphysengefäße, solche, welche den medialen oberen Quadranten versorgen, mediale Epiphysengefäße genannt. Die äußeren Metaphysengefäße, welche am oberen Rand des Schenkelhalses von den Ausläufern der A. circumflexa femoris medialis abzweigen, werden obere und die medialen Metaphysengefäße untere Metaphysengefäße genannt. Es bestehen Anastomosen zwischen oberen und unteren Metaphysengefäßen (Trueta u. Harrison 1953). Trueta (1968) betont, daß die Hauptquelle der Blutversorgung aus den lateralen Epiphysengefäßen erfolgt. Sie ernähren 4/5–2/3 der proximalen Femurepiphyse. Die Gefäße treten in der Anzahl von 2–6 von hinten oben in den Hüftkopf ein und stellen in der Regel Endausläufer der A. circumflexa femoris medialis dar. Tucker (1949) gibt für die lateralen Epiphysenarterien einen mittleren Durchmesser von 0,84 mm an. Nach Nussbaum (1926) werden 2/3 des Femurkopfes durch diese Gefäße versorgt. Judet et al. (1955) sehen die lateralen Epiphysenarterien für 2/3–3/4 des Femurkopfes als Versorgungsgefäße an. Die 2, 3 oder 4 oberen Metaphysenarterien entspringen gewöhnlich aus Gefäßen, welche zu der lateralen Epiphysengefäßgruppe aufsteigen. Die ernährenden Gefäße von Caput und Collum femoris verlaufen intrakapsulär (mit Ausnahme der Arterie des Lig. teres) aber nicht frei im Gelenkspalt (Lang u. Wachsmuth 1972), sondern liegen unter dem viszeralen oder periostalen Blatt der Gelenkkapsel (Nigst 1964). Die untere Metaphysenarterie entstammt vorwiegend der A. circumflexa femoris medialis (Lang u. Wachsmuth 1972). Sie hat einen deutlich geringeren Durchmesser als die oberen Kopfgefäße.

Die oberen und unteren Metaphysenarterien bilden vor dem Eindringen in den Knochen Anastomosen im Subsynovialgewebe. Sie entsprechen der Gefäßordnung des „Circulus articuli vasculosus" (Hunter). Trueta (1968) sah keine Abnahme der Leistungsfähigkeit des Gefäßbaums mit zunehmendem Alter. Die A. circumflexa femoris lateralis gibt einen kleinen R. nutritius anterior zum Femurkopf ab (Nigst 1964).

Dieser ist nach Howe et al. (1950) inkonstant vorhanden (Abb. 3). Sevitt u. Thompson (1965) messen den vorderen und hinteren retinakulären Gefäßen wegen ihres geringen Lumens und Inkonstanz geringe lokale Bedeutung zu. In der Fossa trochanterica bestehen Anastomosen der A. circumflexa lateralis mit der A. circumflexa medialis und der A. glutaea inferior (Lang u. Wachsmuth 1972). Äste der A. nutritia haben Anastomosen mit absteigenden Metaphysenarterien (Crock 1980). Wolcott (1943) konnte feine Gefäßverbindungen zwischen den Femurkopfgefäßen und der A. nutritia feststellen. Trueta (1968) konnte diese Verbindungen nicht bestätigen. Die Venen liegen dicht neben den Arterien und verlaufen parallel mit diesen am Femurkopf (Graf u. Werner 1960).

1.4 Angiographische Darstellung der hüftkopfernährenden Gefäße sowie der A. circumflexa ilium profunda

Klinische Untersuchungen, bei Lebenden die Blutversorgung des Hüftkopfes zu erkunden, waren durch den Wunsch bedingt, damit eine Vorhersage über die Überlebensfähigkeit des Femurkopfes nach einer Schenkelhalsfraktur zu machen (Müssbichler 1970b). 1953 nahm Rook bei Patienten mit medialer Schenkelhalsfraktur und intertrochantärer Femurfraktur Arteriographien vor. Dabei gelang dem Autor eine Darstellung der größeren Gefäße, so der A. femoralis, der A. femoralis profunda und der A. circumflexa femoris. Müssbichler (1956) nahm zunächst manuelle Kontrastmittelinjektionen mit bleihaltiger Suspension in die A. iliaca externa bei einer Reihe von Präparaten vor, ohne daß damit Rückschlüsse auf funktionelle Gegebenheiten möglich waren (Hipp 1962). Bedingt durch das Kontrastmittel ließ sich keine Anastomosenbildung der Hüftkopfgefäße nachweisen. In der Regel wurde bei diesen Präparatangiographien die Arterie des Lig. teres durch einen azetabulären Ast versorgt, welcher von der A. circumflexa femoris medialis entsprang (Müssbichler 1956). Anhand von Angiogrammen bei nicht pathologisch veränderten Hüftgelenken konnte nachgewiesen werden, daß der R. profundus und die Rr. nutritii capitis proximales beim Kind zwischen dem 3. und 8. Lebensjahr besonders stark ausgeprägt sind. Nach dem 10. Lebensjahr ist das Gefäßbild ähnlich wie beim Erwachsenen (Hipp 1962), bei denen sich die Rr. nutritii capitis proximales wesentlich seltener kontrastieren als der R. nutritius capitis distalis (Müssbichler 1956). Durch Kontrastuntersuchungen normaler Hüftkopfgefäße deckte Hipp (1962) die zahlreichen Variationen der Aufteilung der A.-femoralis-Äste auf. Müssbichler (1970b) beschrieb bei 97 nicht krankhaft veränderten Hüftgelenken 3mal eine Hypoplasie des R. profundus der A. circumflexa femoris medialis und 11mal keine Kontrastierung der A. circumflexa femoris medialis. Auch kann dieses Gefäß aus der A. glutaea inferior entspringen. Das Gefäß im Verlauf des Lig. teres liegt meist unter der Größe der angiographischen Darstellbarkeit (Lange u. Hipp 1960; Müssbichler 1970b). Der arteriographischen Darstellung der A. iliaca mißt Müssbichler (1970b) keine Bedeutung bei, lediglich zum Nachweis der azetabulären Äste sowie einer Abgangsvariante des R. profundus der A. circumflexa femoris medialis sei sie notwendig. Die Angiographien in vivo führte Müssbichler (1956) überwiegend durch perkutane Punktion der Femoralarterie in Höhe des Leistenbandes aus. Durch Punktion der A. femoralis profunda konnte keine Änderung der Kontrastmitteldichte in der A. circumflexa femoris medialis und ihren Ästen erreicht werden. Bei der Untersuchung von 28 erkrankten Hüftgelenken (4 Hüftkopfnekrosen, 2 Schenkelhalspseudarthrosen, 3 pertrochantäre und 11 mediale Schenkelhalsfrakturen) richtete Müssbichler (1956) das Hauptaugenmerk auf den R. profundus der A. circumflexa femoris medialis sowie die Anastomosen der A. circumflexa femoris lateralis zur A. circumflexa femoris medialis. Bei diesen Hüftgelenken stellte der Autor im R. profundus der A. circumflexa femoris medialis vor allen Dingen 3 Veränderungen fest. Diese bestanden aus Gefäßdilatation, Abnahme der Strömungsgeschwindigkeit und unterbrochener Zirkulation. Bei gegebener Obstruktion war die Unterbrechung jeweils im zentralen Anteil des R. profundus der A. circumflexa femoris medialis lokalisiert.

Hipp (1959) lehnte die lumbale Aortographie und retrograde Füllung der Methode von Seldinger (1953) ab, da beide Eingriffe für den Patienten zu belastend seien und postfunktionelle Hämatombildungen auftreten würden (Hipp 1962). Er nahm wie Brugger (1963) und Brünner et al. (1967) Punktionen der A. femoralis in Höhe des Leistenbandes vor. Das Vorschieben der Nadel nach zentral, eine gewisse Hypotension sowie die Erfassung des Kontrastmitteldurchgangs mit einer automatisch gesteuerten Serienangiographie wurde für wichtig erachtet (Lange u. Hipp 1960). Eine Darstellung des gesamten Gefäßsystems, d. h. der Arterien und der Venen wurde hierdurch erreicht (Hipp 1968). Veränderungen an den Hüftkopfgefäßen konnten bei Kopfnekrosen, nach Schenkelhalsfrakturen mit Nekrosen, nach verschiedenen anderen Hüftverletzungen sowie der Perthes-Erkrankung festgestellt werden. Angiogramme von Anfangsstadien der Epiphyseolysis capitis femoris ergaben keine wesentlichen Veränderungen (Hipp 1962; Schwetlick et al. 1988). Auf die Bedeutung der Hüftangiographie als wichtiges Hilfsmittel zur Aufdeckung arteriovenöser Mißbildungssyndrome (Gilliland et al. 1985) sowie zur Tumordiagnostik (Hipp 1959) im Hüftgelenkbereich wurde hingewiesen. Eine Artdiagnostik sei teilweise möglich (Hipp 1960). Hüftgelenks- und Schenkelhalsentzündungen führen sekundär zum Verschluß der angiographisch darstellbaren Femurkopfgefäße (Hipp 1962). Bei Coxitis tuberculosa können perlschnurartige Veränderungen am Metaphysengefäß auftreten (Lange u. Hipp 1960). Koxarthrosen ohne Kapselschwellung oder Ergußbildung ergeben überwiegend keine Veränderungen der Blutzirkulation (Hipp 1962). Allerdings können Anomalien des R. profundus der A. circumflexa femoris medialis vorliegen (Müssbichler 1973). In einem Fall von Hüftdysplasie mit Arthrose wurden Einengungen der lateralen Epiphysen- und der oberen Metaphysengefäße festgestellt. Veränderungen dieser Art ließen sich auch bei Hüftgelenken mit lateraler Schenkelhalsfraktur nachweisen (Hipp u. Lange 1960; Maurer u. Steinhäuser 1966).

Uneinheitlich waren die Befunde bei Schenkelhalspseudarthrose. Hier stellte sich der R. profundus der A. circumflexa ilium profunda sowohl unauffällig als auch verschlossen dar. Das letztere ließ sich ebenfalls bei einer Fraktur des Trochanter major nachweisen (Lange u. Hipp 1960).

Charakteristische Gefäßbilder fand Hipp (1962) bei der voll ausgeprägten Kopfnekrose nach verschiedenen Schenkelhalsfrakturen. Regelmäßig bestand eine Obliteration sämtlicher Kopfgefäße im Bereich der Frakturstelle, wobei eine rückläufige Thrombosierung und Verengung möglich sei. Insgesamt ist es bei der Schenkelhalsfraktur so, daß eine primäre Schädigung der Rr. nutritii capitis proximales um so weniger häufig ist, je näher die Frakturlinie zum Trochanter major hin gelegen ist. (s. Abb. 1). Neben der direkten Schädigung durch die Fraktur sei eine weitere Unterbrechung der Rr. nutritii capitis proximales durch Drehung und Verschiebung der Fragmente nahe der Teilungsstelle des R. profundus der A. circumflexa femoris medialis möglich. Bei Angiogrammen nach traumatischer Luxation konnte Hipp (1962) nach einer baldigen Reposition nicht selten sämtliche Rr. nutritii weitgehend unauffällig darstellen. Bei später oder ausbleibender Reposition ließ sich immer ein Verschluß des R. profundus der A. circumflexa femoris medialis nahe der Aufteilungsstelle oder im unteren Bereich der Verlaufsstrecke an der Dorsalseite des Schenkelhalses feststellen.

Lange u. Hipp (1960) hatten bei gleichzeitig vorliegender Femurkopfnekrose eine Verlegung der Epiphysen- und Metaphysengefäße beobachtet. Ein Befund, der auch bei kindlicher Hüftluxation mit Kopfnekrose beobachtet wurde (Karpf u. Kratzer 1982). Maurer et al. (1968b) stellten bei einer nicht genannten Zahl von arteriographischen Darstellungen bei Nekrosen des Schenkelhalses bzw. -kopfes einen Verschluß des R. profundus der A. circumflexa femoris medialis fest. Bei frischen medialen bzw. intermediären Schenkelhalsfrakturen konnten Maurer et al. (1969) Läsionen des R. profundus der A. circumflexa femoris medialis nachweisen. Bei kurz nach dem Trauma angefertigten Arteriographien müsse hinsichtlich der Ätiologie daran gedacht werden, daß neben einer frischen Thrombose auch eine Kompression durch ein Hämatom oder einen Spasmus (posttraumatisch oder bedingt durch den Kontrastmittelreiz) vorliegen könne (Maurer et al. 1968b). Allerdings führen Maurer et al. 1968a aus, daß die sehr zarten Verzweigungen des R. profundus in Projektion auf die Spongiosa des Schenkelhalses und Schenkelkopfes mit herkömmlichen Angiographien nicht zu erfassen seien.

Bei der spontanen Hüftkopfnekrose des Erwachsenen konnte Oide (1979) eine Veränderung der retinakulären Arterien und Hipp (1968) eine Hypoplasie der Hüftkopfgefäßanlage, insbesondere des R. profundus der A. circumflexa femoris medialis und der Rr. nutritii capitis laterales nachweisen. Radiologisch sah der Autor in diesen Fällen häufig einen verkürzten Schenkelhals.

Weiterhin ließen sich Gefäßveränderungen wie bei einer Atheromatose und Arteriosklerose nachweisen. Angiographisch stellte sich hier eine Einengung oder Verschluß des R. profundus der A. circumflexa femoris medialis oder der Rr. nutritii capitis proximales dar. Hipp (1968) schätzt die Gefäßveränderungen bei der spontanen Hüftkopfnekrose unter Berücksichtigung der Wandveränderungen und in Anbetracht des Befalls des gesamten R. profundus der A. circumflexa femoris medialis als primär ein. Die Entstehung eines funktionstüchtigen Kollateralkreislaufs hält Hipp (1968) für denkbar, aber bei der idiopathischen Hüftkopfnekrose für selten gegeben. Insbesondere mißt der Autor Variationen der Gefäßanlage und degenerativen Veränderungen eine große Bedeutung bei. So sei bei einem Zusammentreffen beider Gegebenheiten eine Dekompensation besonders leicht möglich. Angiographische Veränderungen des R. profundus der A. circumflexa femoris medialis ließen sich auch bei der Caissonnekrose (Hipp u. Glas 1987a) sowie bei Colitis ulcerosa und Hüftkopfnekrose (Rodegerdts 1969) nachweisen.

Die angiographische Untersuchung von 49 Patienten mit Frakturen des proximalen Femurendes (37 mediale Schenkelhalsfrakturen und 12 pertrochantäre Frakturen) ergab bei 37 frischen Frakturen in 19 Fällen eine normale und in 16 Fällen eine gestörte Zirkulation in der A. circumflexa femoris medialis (Müssbichler 1970b). Zirkulationsstörungen ließen sich vor allen Dingen bei Fällen mit Achsendrehung nachweisen. Bei Valgusachsenknickbildung oder dorsaler Achsenknickbildung bis zu 30° ließen sich keine Zirkulationsstörungen nachweisen. Fünfmal kam es nach Beseitigung der Achsendrehung durch manuelle Einwärtsrotation augenblicklich zur Zirkulationswiederherstellung im R. profundus der A. circumflexa femoris medialis, 2mal sogar zur Darstellung der Rr. nutritii capitis proximales. Dementsprechend mißt Müssbichler (1970b) der Reposition der Achsendrehung eine besondere Bedeutung bei. 37 Patienten konnten nach definierter Reposition und Nagelung der Frakturen untersucht werden. In keinem Fall war eine Zirkulationsstörung zu beobachten. In den 13 Fällen mit unterbrochener Zirkulation vor der Operation war postoperativ in allen Fällen eine normale Kontrastierung des R. profundus der A. circumflexa femoris medialis nachweisbar. Bei 2 regelrecht reponierten und genagelten pertrochantären Frakturen ließ sich durch eine Auswärtsrotation der Beine eine Zirkulationsunterbrechung im R. profundus der A. circumflexa femoris medialis auslösen. Bei der Verlaufskontrolle von 9 nicht reponierten Schenkelhalsfrakturen mit Zirkulationsunterbrechung im R. profundus kam es folgend 7mal zu einer Femurkopfnekrose, während sich bei nur einer von 9 frischen Schenkelhalsfrakturen mit regelrechter oder verzögerter Zirkulation eine Nekrose entwickelte. Bei 24 angiographisch kontrollierten Fällen nach operierter Schenkelhalsfraktur stellte sich 21mal eine normale und 3mal eine verzögerte Zirkulation des R. profundus der A. circumflexa femoris medialis dar. Die Verlaufskontrolle ergab die Entwicklung einer Femurkopfnekrose in 9 Fällen, wobei 7mal eine normale Zirkulation und 2mal eine verzögerte Zirkulation vorgelegen hatten. Müssbichler ist der Auffassung, daß die regelrechte Darstellung der Rr. nutritii capitis proximales nach Fraktur auf eine aufrechterhaltene Zirkulation des Hüftkopfes hinweise. Die Nichtdarstellung der Rr. nutritii capitis proximales darf jedoch im Einzelfall nicht als Zirkulationsschädigung interpretiert werden, da der Femurkopf durch angiographisch nicht darstellbare aber effiziente Kollaterale in bestimmten Fällen überleben kann, obgleich die Blutzirkulation im R. profundus der A. circumflexa femoris medialis oder den Rr. nutritii capitis proximales vorübergehend oder dauernd unterbrochen war. An unspezifischen angiographischen Befunden bei Frakturen des proximalen Femurendes fand Müssbichler (1971) eine Hyperämie kleinerer Hüftkopfgefäße, ohne daß eine Relation zwischen der Hyperämie und Dislokation der Fraktur offensichtlich war. Weitere spezifische Befunde waren Extravasation von Kontrastmittel und arteriovenöser Kurzschluß. Weiterhin konnte Müssbichler (1970a) ein Untersuchungsgut von 21 Hüften mit Femurkopfnekrose nach medialer Schenkelhalsfraktur angiographieren, wobei die kontralaterale, nichtbetroffene Hüfte bei 10 Patienten ebenfalls untersucht wurde. Bei den zuletzt genannten Hüften kam es in allen Fällen zu einer regelrechten Darstellung des R. profundus der A. circumflexa femoris medialis. Ein- und Auswärtsrotationen des Beins im Hüftgelenk ergaben keine Änderungen. Über das Ausmaß der Rotationsbewegungen wurden keine Angaben gemacht. Bei den betroffenen Hüften ließ sich in 7 Fällen eine normale Zirkulation und 13mal eine verzögerte Zirkulation des R. profundus der A. circumflexa femoris medialis nachweisen. Hierbei kam es arteriographisch zu einer verzögerten Entleerung des R. profundus und zu einem sog. „pooling" des Kontrastmittels in der Arterie. Bei 2 Fällen mit partieller Nekrose zeigte sich eine verzögerte Zirkulation nur im peripheren Anteil des R. profundus. Bei 14 Fällen wurde die Angiographie in Außenrotation des Beins durchgeführt. Hierbei kam es 4mal bei nicht geheilten Schenkelhalsfrakturen zu einem Zirkulationsstopp, wobei vorher nur eine verzögerte Zirkulation im R. profundus der A. circumflexa femoris medialis vorgelegen hatte. Ein auffälliger Unterschied ergab sich bezüglich der Füllung der Hüftkopfgefäße beim Vergleich von 10 nekrotischen Hüftköpfen und 10 normalen Hüftgelenken. In keinem Fall der nekrotischen Hüftköpfe kam es zu einer Kontrastierung der Rr. nutritii capitis proximales, wohingegen bei den nicht pathologisch veränderten Hüftgelenken eine Darstellung in 7 Fällen erfolgte. In allen Fällen stellten sich die Rr. nutritii capitis distalis und die azetabulären Arterien bei den nekrotischen Hüftköpfen weiter dar wie bei den normalen Hüftgelenken und führten zu hyperämisierten Arealen im medialen Bereich des Femurkopfes. Bei Auswärtsrotation der Hüftgelenke konnten keine Veränderungen dieser Ergebnisse festgestellt werden. In 14 Fällen fand sich eine vermehrte Vaskularisation nahe dem Frakturgebiet. Dieses bringt der Autor mit dem Prozeß einer Revaskularisierung des Femurkopfes in Verbindung. In den Fällen, in denen hypervaskularisierte Areale nicht nachweisbar waren, lag eine Totalnekrose des Femurkopfes vor. Müssbichler (1970a) führt aus, daß die von Lange u. Hipp (1960) bei Femurkopfnekrosen erhobenen Untersuchungsergebnisse nur z. T. mit früheren Untersuchungsergebnissen von Müssbichler (1956) und seinen jetzigen Untersuchungsergebnissen (1970a) übereinstimmen würden. Lediglich die verzögerte Zirkulation des R. profundus der A. circumflexa femoris medialis sieht Müssbichler in Übereinstimmung mit Lange u. Hipp (1960) als spezifisch für die Hüftkopfnekrosen an. Die anderen angiographischen Ergebnisse von Lange u. Hipp (1960), wie schmale, inkomplett gefüllte oder gar nicht gefüllte sowie mit Engpässen versehene Rr. nutritii capitis proximales oder die gleichen Veränderungen im Bereich des R. profundus der A. circumflexa femoris medialis, seien vollkommen unspezifisch (Müssbichler 1970a). Diese Veränderungen sollten nicht in Zusammenhang mit einer Hüftkopfnekrose gebracht werden, da sie auch in normalen Hüftgelenken vorkommen könnten. Der Nichtdarstellung der Rr. nutritii capitis distales bei keinem seiner nekrotischen Hüftköpfe mißt Müssbichler (1970a) besondere Bedeutung bei. Die verzögerte Zirkulation im R. profundus der A. circumflexa femoris medialis sei bei der frischen Schenkelhalsfraktur eher peripher lokalisiert, während sich die Zirkulationsverzögerung bei der Totalnekrose des Femurkopfes eher im gesamten R. profundus der A. circumflexa femoris medialis nachweisen lasse. Nach Müssbichler (1973) zeigt sich charakteristischerweise eine Erweiterung der Hüftkopfgefäße und eine häufigere Füllung der inferioren retinakulären Äste sowie der azetabulären Äste. Weiterhin konnte der Autor eine Zunahme der Verästelung der superioren und inferioren retinakulären Äste sowie der azetabulären Äste feststellen. Die superioren retinakulären Arterien und die durch sie versorgten Areale bei Femurkopfnekrose nach medialer Schenkelhalsfraktur seien nie in den Prozeß der Hypervaskularisation einbezogen, weil sie von den nekrotischen Zirkulationsstörungen mit betroffen seien. Die Beurteilung aller Hüftübersichtsangiographien ist durch Überlagerung von abgebildeten Muskel- und Hautästen erschwert (Maurer et al. 1968b). Vergrößerungsangiographien brachten keine entscheidende Verbesserung (Martinek et al. 1975). Weiterhin ist die globale Hüftangiographie wegen der Möglichkeit falsch positiver Befunde abzulehnen (Heuck u. Lehner 1987). Aus diesem Grund wurden selektive und superselektive Techniken der Katheterplazierung entwickelt. Als „semiselektiv" wurden von Müssbichler (1970b) Angiographien bezeichnet, bei denen nur die A. iliaca externa durch eine begrenzte Injektion von Kontrastmittel durch einen Ödman-Ledin-Katheter dargestellt wurde. Die Rr. nutritii capitis proximales seien aufgrund ihrer Größe bei normaler Kontrastmittelinjektion in die A. femoralis nicht, sondern nur bei der superselektiven Angiographie darstellbar. Der Autor stellt den Wert der superselektiven Angiographie in der Diagnostik der schmerzhaften Hüfte ohne radiologische Zeichen heraus, wobei bei Obstruktion der Rr. nutritii capitis proximales eine Hüftkopfnekrose als gegeben angenommen werden könne.

1975 konnten Rupp u. Grünberg bei 14 Fällen von Hüftgelenkerkrankungen gute selektive Darstellungen erreichen. Hierbei wird durch einen von der A. femoralis der Gegenseite vorgeschobenen Katheter, dessen Spitze in der A. iliaca communis lag, ein Führungsdraht in die A. femoralis superficialis vorgeschoben, über den ein zweiter Katheter (French 6,5) in das entsprechende Gefäß plaziert wurde.

Theron (1977) nahm superselektive Angiographien der Hüftgefäße von der linken A. axillaris oder A. brachialis vor und führte sodann nicht nur eine semiselektive Katheterisierung der A. circumflexa femoris medialis, sondern auch eine superselektive Katheterisierung der einzelnen Gefäßäste durch; ein Verfahren, welches auch Atsumi (1983) wählte.

Reiser et al. (1986) berichten, daß bei 13 selektiven arteriellen DSA bei idiopathischer Hüftkopfnekrose regelmäßig eine perinekrotische Hypervaskularisation beobachtet werden konnte. Wie im Normalkollektiv (n = 9) stellte sich in 1/3 der Fälle ein pathologischer Befund am R. profundus der A. circumflexa femoris medialis oder den Rr. nutritii dar. Bei posttraumatischen Hüftkopfnekrosen (n = 8) und bei frischen Frakturen und Luxationen wurden regelmäßig pathologische Veränderungen der Hüftkopfgefäße angetroffen. Eine perinekrotische Hypervaskularisierung war in der Hälfte der posttraumatischen Hüftkopfnekrosen zu finden, bei Heuck u. Lehner (1987) sogar in 70 %. Heuck u. Lehner (1987) nahmen die selektive DSA mit geringen Kontrastmittelmengen vor und berichteten über kontrastreiche Darstellung der zuführenden Gefäße bis in den Femurkopf. Veränderungen der Perfusion innerhalb des Knochenmarkraums konnten erfaßt werden. Die Autoren sahen in der spätarteriellen DSA der nichttraumatischen Nekrose immer perinekrotische Hypervaskularisierungszonen und sehen dieses als Ausdruck eines reaktiv hyperämischen Geschehens in den Reparationszonen an.

Zur Komplikationsrate bei Hüftangiographien finden sich nur vereinzelte Mitteilungen. Bei Hipp (1962) traten bei 3000 Angiographien, ebenso wie bei Theron (1977), keine Komplikationen auf. Maurer et al. (1968b) berichten bei einer nicht genannten Untersuchungszahl mit der Seldinger-Methode (Seldinger 1953) über keine Komplikationen. Müssbichler (1970b) berichtet bei 167 untersuchten Fällen über eine Thrombembolie der A. femoralis bei vorbestehender Arteriosklerose. In einem weiteren Fall war es zu einem transistorischen Spasmus der A. iliaca externa während der Untersuchung mit einem Ödman-Ledin-Katheter gekommen. Rupp u. Grünberg (1975) erlebten bei 14 untersuchten Patienten eine Komplikation. Bei forcierter Injektion von 5 cm^3 Kontrastmittel in die A. circumflexa femoris medialis kam es zu einer Ruptur eines Hautgefäßes mit leichter Hämatombildung in der Leiste. Weiterhin beobachteten die Autoren bei der Sondierung kleinerer Gefäße Spasmen. Theron (1977) berichtet, daß bei seiner Untersuchungsserie von 32 Hüftgelenken keine generalisierten oder lokalen Komplikationen auftraten.

Zu arteriographischen Untersuchungen der A. circumflexa ilium profunda finden sich nur wenige Literaturmitteilungen.

Taylor et al. (1979) nahmen bei 9 von 11 Verlagerungen von gefäßgestielten Beckenkammtransplantaten präoperative Angiographien sowohl des Spender als auch des Empfängergebietes vor. Die Autoren geben an, daß sie bei ihren Angiogrammen des Leistengebietes eine Übereinstimmung der Angiogramme mit Präparationen bei Sektionen fanden.

Huang et al. (1980) fanden bei Leichenangiogrammen der A. circumflexa ilium profunda eine Anastomosenbildung im vorderen Beckenkammbereich. Bei Angiogrammen der A. circumflexa ilium superficialis war dieses nicht der Fall.

Huber et al. (1987) weisen auf die Wichtigkeit der präoperativen Darstellung der A. circumflexa ilium profunda hin, wenn der Einsatz eines mikrovaskulär gestielen Beckenkammtransplantats geplant ist. Hierdurch würden anatomische Varianten erkannt und die Operationsdauer auf das Notwendigste verkürzt werden.

1.5 Revaskularisierende Operationsverfahren zur Behandlung der Hüftkopfnekrose des Erwachsenen unter besonderer Berücksichtigung des gefäßgestielten kortikospongiösen Beckenspans

Gestielte und gefäßgestielte Knochentransplantate wurden in der Vorstellung entwickelt, daß eine ungeschwächte Mikrozirkulation die unerläßliche Voraussetzung zum fortgesetzten Leben und weiterer Funktion aller im Knochen enthaltenen Zellen ist. Dieses Ziel kann nur durch den Erhalt oder die unmittelbare Wiederherstellung der primären Blutversorgung des Knochenspans erreicht werden.

Mit dem Erhalt der Gefäßversorgung bei gefäßgestielten Spänen überleben die Osteozyten und Osteoblasten und die Einheilung des Spans im Transplantatlager wird erleichtert, ohne daß ein Austausch im Sinne des „schleichenden Ersatzes" (Barth 1895) notwendig ist (Weiland 1981).

Schon 1908 berichtete Payr über Rippentransplantationen mittels gestielter Brustwandlappen für den osteoplastischen Ersatz nach Kieferresektion und wies darauf hin, daß sich möglicherweise zur Transplantation auch andere Knochenteile wie Spina scapulae und Darmbeinanteile eignen würden.

Codivilla machte 1910 auf die gute Vitalität gestielter Knochentransplantate aufmerksam und berichtete über die erfolgreiche Versorgung einer subtrochantären Femurpseudarthrose mit einem muskelgestielten Crista-iliaca-Span.

Stuck u. Hinchey (1944) verlagerten bei Hunden gestielte M.-glutaeus-medius-Lappen in den Trochanter major und M.-vastus-lateralis-Lappen in eine Kerbe am ventralen Schenkelhals; sie fanden dabei Gefäßverbindungen zwischen Transplantat und Transplantatlager.

Venable u. Stuck (1946) wandten die gleiche Methode beim Menschen mit aseptischer Femurkopfnekrose an (Abb. 5). Frankel u. Derian berichteten 1962, daß muskelgestielte Späne aus dem M. glutaeus medius und lateralis in der Lage sind, die Blutversorgung des Femurkopfes bei Hunden wiederherzustellen, bei denen vorher die Hüftköpfe von ihrer vaskulären Versorgung abgetrennt worden waren.

1963 wurde von Dickerson und Mitarb. nachgewiesen, daß es unter experimentellen Bedingungen möglich ist, größere Arterien beim Hund direkt in das Knochenmark zu implantieren. Nach Präparation der A. femoralis wurde bei 13 erwachsenen Hunden das Gefäß in den proximalen Femurkopf verlagert, nachdem das Arterienende über eine Polyäthylenmuffe evertiert und vernäht worden war. Diese Technik wurde gewählt, um das Lumen des distalen Arterienendes offen zu halten.

Bei der Reexploration der in das proximale Femur verlagerten A. femoralis konnte ein voll durchgängiges Gefäß bei 10 der 13 Hunde nachgewiesen werden.

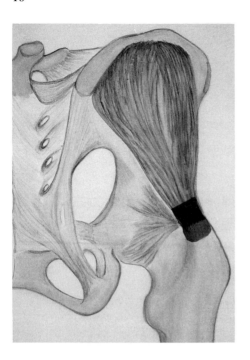

Abb. 5. Der M.-glutaeus-medius-gestielte Span mit Trochanter-major-Anteil (*dunkel markiert*)

Woodhouse (1963) konnte unter experimentellen Bedingungen die Durchgängigkeit von in die Metaphyse verpflanzten Brachialarterien nachweisen.

Arterienimplantate in Epiphysenknorpel wurden von Torto u. Zannini (1967) vorgenommen.

Baadsgaard u. Medgyesi (1965) nahmen bei Kaninchen vergleichende Untersuchungen von freien Knochenspänen mit durch den M.-glutaeus-medius- und -minimus-gestielten Trochanterspänen vor. Aufgrund histologischer Untersuchungen, Gefäßinjektionen, Autoradiographien und Fluoreszenzmikroskopien folgerten die Autoren, daß freie Knochenspäne nekrotisieren, während gestielte spongiöse Knochenspäne überleben.

1965 setzten Boyd u. Ault die von Dickerson u. Duthie (1963) angegebene experimentelle Methode zur Gefäßimplantation in den Hüftkopf bei Hunden ein. Bei einer Gruppe der Versuchstiere wurde die A. femoralis profunda durch das kleine Becken nach lateral in den Schenkelhals verlagert. Dabei wurde die Arterie durch ein vom Schenkelhals bis ins kleine Becken angelegtes Bohrloch durchgezogen.

Bei der zweiten Versuchstiergruppe wurde die A. femoralis nach kortikaler Fensterung unterhalb des Trochanter major von lateral in den Schenkelhals implantiert. Anhand von Cineradiographien stellte sich dieser laterale Zugang dem intrapelvinen Zugang als überlegen heraus. Weitere experimentelle Studien zum Einsatz gefäßgestielter Transplantate wurden von Judet et al. (1966) zur Verhütung einer Hüftkopfnekrose nach Schenkelhalsfraktur bei Hunden vorgenommen. Der Hüftkopf wurde zunächst entnommen, dann wieder zurückverlegt und mit einem vom Trochanter major entnommenen, gefäßgestielten Span versorgt, wobei der Span an die dorsale Begrenzung des Schenkelhalses angelagert wurde. Bei 10 mit gefäßgestieltem Transplantat versorgten Hunden traten 3 Femurkopfnekrosen auf, während sich bei allen 10 Hunden ohne gefäßgestieltes Transplantat Femurkopfnekrosen entwickelten (Judet et al. (1966).

1965 entnahm Medgyesi bei Kaninchen einen durch den M. glutaeus medius und minimus gestielten Span vom Trochanter major. Dieser muskelgestielte Span wurde mit einem von seiner Blutversorgung abgetrennten Knochenareal verbunden. Es konnte ein Einwachsen von Gefäßen sowie ein völliges oder teilweises Überleben dieses isolierten Knochenareals in 22 von 26 verwertbaren Fällen nachgewiesen werden.

1968 konnte Medgyesi nachweisen, daß durch eine Torsion des Muskelstiels von gestielten Trochanter-major-Spänen eine vollständige Nekrose des Knochens ausgelöst werden kann.

Medgyesi berichtete 1971 über die Revaskularisierung von im Schenkelhals abgetrennten Hüftköpfen bei ausgewachsenen Kaninchen und bei solchen, bei denen gerade noch die Epiphysenfuge erkennbar war. Die Hüftköpfe wurden mit muskulär gestielten Trochanter-major-Spänen versorgt, so daß die Osteotomieflächen direkten Kontakt hatten.

Die postoperative histologische Untersuchung der zur Stielung verwandten Muskulatur ergab eine Vermehrung von Bindegewebezellen und eine Kapillarproliferation in der Nähe einiger Späne.

Insgesamt konnte der Autor feststellen, daß ein muskelgestielter Knochenspan die Fähigkeit hat, einen abgetrennten Femurkopf beim Kaninchen zu revaskularisieren. Dabei kommt es innerhalb von 2 Wochen zu einer primären Kallusbildung und danach zur langsamen bindegewebigen Invasion und Knochenbildung im Sinne der schleichenden Apposition. Die muskelgestielten Lappen zeigten einen identischen Effekt, lediglich die primäre Kallusbildung ließ sich nicht nachweisen. Medgyesi (1971) vermutet, daß die Langsamkeit, mit der das Bindegewebe die trabekulären Zwischenräume ausfüllt, sowohl mit der Knochenstruktur des Femurkopfes als auch mit dem fehlenden Stimulus durch muskuläre Aktivität zusammenhängt.

1978 veröffentlichten Hori et al. ihre Methode zur Revaskularisierung von Hüftköpfen bei Hunden. Nach Unterbrechung der regelrechten Blutzirkulation verlagerten die Autoren arteriovenöse Gefäßbündel, welche distal ligiert waren, in den Hüftkopf. Eine Verbindung zu den Gefäßen des Hüftkopfes konnte nachgewiesen werden. Mikroangiographien 3 Monate nach Gefäßbündeltransplantation in den Hüftkopf stellten perfundierte transplantierte Gefäße dar. Weiterhin zeigte sich, daß eine Arterie, welche alleine in intakten Knochen transplantiert wird, offen blieb und es zu einer Anastomosenbildung mit präexistierenden Arterien kommt, wogegen eine in isolierten Knochen transplantierte Arterie sich verschließt. Wenn allerdings ein arteriovenöses Gefäßbündel in isolierten oder nekrotischen Knochen transplantiert wird, läßt sich eine Proliferation von Blutgefäßen und Knochenneubildung feststellen (Hori et al. 1979). Auch Sakamoto (1981) konnte bei Gefäßbündeltransplantationen in nicht durchblutungsgeschädigte Femurköpfe von Hunden eine erhaltene Perfusion der Gefäßbündel und Anastomosenbildung mit vorhandenen Gefäßen des Hüftkopfes nachweisen.

Griss et al. (1982) erarbeiteten nach Erfahrungen mit experimentellen Studien zur Revaskularisierung durchblutungsgestörter Nieren (Hallwachs et al. 1970) eine Methode zur Revaskularisierung experimentell erzeugter Hüftkopfnekrosen beim Hund. Die Autoren nahmen Gefäßbündelimplantationen aus dem Omentum majus in den nekrotischen Hüftkopf vor. In einer ersten Operation wurden die mit einer Kugelfräse ausgehöhlten Hüftköpfe mit formalinfixierter und so abgetöteter Eigenspongiosa vom Beckenkamm aufgefüllt. In der

Folgeoperation nach bis zu 3,5 Monaten wurde nach zusätzlicher Laparotomie eine Bohrung von lateral durch den Hüftkopf einschließlich Nekroseherd und Pfanne ins Beckeninnere angelegt. Sodann wurde ein arteriovenöser Gefäßstrang aus dem Omentum majus isoliert und durch den gebohrten Kanal in die Osteonekrose hineingezogen. In einer verbesserten Methode wurden die Gefäße nicht durch den Pfannenboden, sondern durch das Foramen obturatorium geführt. Diese Methode hat den Vorteil, daß es zu keiner Abscherung der Gefäße kommen kann. Bei 2 von insgesamt 5 Tieren konnten Griss et al. (1982) positive Effekte der Gefäßbündeltransplantation sehen.

Der von Judet (1962) angegebene, dorsal positionierte gestielte Span mit Schraubenfixation zur Behandlung der Schenkelhalsfraktur ließ bei 40 mit dieser Methode operierten Patienten keine Pseudarthrose auftreten. Als Span wurde der M. quadratus femoris mit einem Teil der Insertion aus dem Os ischii genommen (Abb. 6, 7). Nach Abhebung eines muskelgestielten Knochenspans von der Crista intertrochanterica posterior wird nach Reposition der Fraktur der blutversorgte Knochenspan an die rückwärtige Fläche des Schenkelhalses angelagert und in den Femurkopf versenkt.

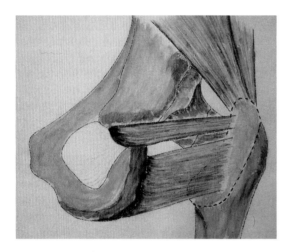

Abb. 6. Der von Judet angegebene, dorsal positionierte, durch den M. quadratus femoris gestielte Span (Judet 1962)

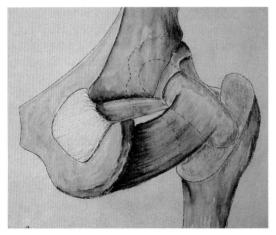

Abb. 7. Der M.-quadratus-femoris-gestielte Knochenspan nach Verlagerung an den dorsalen Schenkelhals. Abb. 6 und Abb. 7 in Anlehnung an Judet (1962) und Lee et al. (1981)

Wittebol (1969) konnte bei 26 nachkontrollierten Kollumfrakturen und Pseudarthrosen nur in einem Fall eine Femurkopfnekrose in seinem Untersuchungsgut nach Versorgung mit der gestielten Spanplastik nach Judet (1962) feststellen.

Nach Chacha (1984) ist es jedoch nicht nachgewiesen, daß der M.-quadratus-femoris-Span ausreicht, ein großes Segment eines avaskulären Hüftkopfes zu revaskularisieren.

Garden (1964) sieht es allerdings für nicht nachgewiesen an, daß der Knochenspan notwendig für die Versorgung der Frakturfragmente ist. Es sei eher anzunehmen, daß der Knochenspan eine mechanische Unterstützung in der Erhaltung des Repositionsergebnisses darstelle, als einen Ursprung einer neuen Knochenbildung. Garden schätzt den von Judet (1962) angegebenen Span als leistungsfähig ein zur Wiederherstellung des posterior-inferioren Defekts bei der dislozierten, subkapitalen Femurfraktur.

Meyers et al. (1973) berichteten über den Einsatz ihres modifizierten M.-quadratus-femoris-gestielten Knochenspans. Verhindert werden sollte vor allen Dingen der späte segmentale Einbruch der Hüftkopfkalotte (Meyers et al. 1974).

Dabei wird das proximale Ende des muskelgestielten Spans in eine präparierte Kerbe an der dorsalen Schenkelhalsbegrenzung eingelegt. Durch den distalen Anteil werden zur Fixation ein oder zwei Schrauben eingebracht, mit denen der Span in der Trochanterregion fixiert wird. Die arterielle Versorgung des muskelgestielten Spans wird nicht gefährdet, da der Muskel durch die Annäherung von Ursprung und Ansatz nicht unter Spannung gesetzt und auch nicht torquiert wird. Aufgrund ihrer Ergebnisse halten die Autoren das Verfahren für leistungsfähig, in Verbindung mit einer stabilen Fixation der Fraktur eine schnellere und ausgedehntere Vaskularisation des ischämischen Hüftkopfes einzuleiten. Für pathologische Frakturen ist das Verfahren nicht geeignet (Meyers 1980).

Auch Femurkopfnekrosen hat Meyers (1978) mit dem muskelgestielten Span in 23 Fällen versorgt. Dabei wird ein Kortikalisfenster im dorsalen Bereich am Ursprung zum Knorpel angelegt und unter Röntgenkontrolle der sklerotische Bezirk ausgeräumt. Die Länge des entstandenen Kanals beträgt in der Regel 4–5 cm. Sodann werden frische autologe Beckenspäne in die ausgeräumte Höhle des Femurkopfes eingebracht, und das proximale Ende des muskelgestielten Spans wird nach paßgerechtem Sitz mit einer im dorsalen Bereich des Spans liegenden Schraube fixiert (Meyers 1980).

Palazzi u. Xicoy (1975) haben über revaskularisierende Eingriffe mit einem muskelgestielten Beckenkammspan berichtet (Abb. 8). Nach Ausräumung der nekrotischen Hüftkopfbezirke wird der durch den M. tensor fasciae latae gestielte Knochenspan bis in das subchondrale Areal vorgeschoben. Ein eventuell noch bestehender Restdefekt wird mit konventionellen Knochenspänen aufgefüllt. Infolge von zweien der 16 vorgenommenen Eingriffe kam es aufgrund fehlerhafter Operationstechnik zum Verlust der aktiven Flexion der Hüftgelenke, weil die Spina iliaca anterior mit allen ihren Muskelursprüngen abgetrennt worden war. Die Ergebnisse einiger durch den vorderen Anteil des M. glutaeus medius gestielter Beckenspäne werden in der Veröffentlichung wegen zu kurzer Verlaufskontrolle nicht mitgeteilt.

Zur besseren Perfusion des Femurkopfes nach subkapitaler Fraktur und Hüftluxation wurden von Day et al. (1984) der distal gestielte M. iliopsoas mit Knochenspan in den ventralen Schenkelhals implantiert. Anhand von Mikroangiographien und histologischen Untersuchungen konnten die Autoren eine verbesserte Vaskularisation und Vitalität der mit Span versorgten Femurköpfe nachweisen. Gegenüber dem von Judet (1962) angegebenen M.-quadratus-femoris-gestielten Span hat der M.-iliopsoas-gestielte Span nach Day

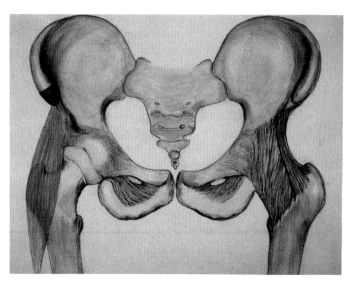

Abb. 8. Der M.-tensor-fasciae-latae-gestielte Knochenspan. Das dunkel hervorgehobene Areal im Beckenkammbereich markiert die Spanentnahmestelle

et al. (1984) den Vorteil, daß der anterolaterale Zugang gewählt werden kann. Hierdurch treten keine Komplikationen mit den dorsal liegenden, hüftkopfversorgenden Gefäßen auf.

Hori (1980) nahm aufgrund seiner experimentellen Studien (Hori et al. 1978) 39 Gefäßbündelplastiken bei Menschen mit avaskulärer Nekrose sowie bei 8 Patienten mit M. Perthes zur Revitalisierung osteonekrotischer Hüftköpfe vor.

Als arteriovenöses Gefäßbündel wählte Hori den aufsteigenden Ast der A. circumflexa femoris lateralis mit Begleitvene und legt dabei großen Wert darauf, daß Arterie und Vene nicht getrennt werden.

Nach Hüftgelenkkapseleröffnung wird zunächst das nekrotische Gewebe mit einem scharfen Löffel entfernt und eine Spongiosaplastik eingebracht. Nach nochmaliger Freilegung eines vorher angelegten Bohrkanals wird das Ende des Gefäßbündels mit einer runden, aus dem Os ilium gewonnenen Kortikalisscheibe von 6 mm Durchmesser verankert. Zum Vorbringen des Gefäßbündels in die Tiefe benutzt Hori ein spezielles Instrumentarium. Für seine experimentellen Gefäßbündeltransplantationen gibt der Autor eine regelmäßige Revaskularisation von isolierten, nekrotischen Knochen sowie in 66 % der homologen Transplantate an. Reine Arterienimplantate in isolierten Knochen würden sich in der Regel rasch verschließen, was der Autor auf das Fehlen des Blutabflusses zurückführte.

Hori (1980) wies darauf hin, daß sich die Gefäßbündeltransplantationen besonders für die frühen Stadien der Hüftkopfnekrose anbieten, da die Resultate hinsichtlich der Revitalisierung zufriedenstellend seien, aber schwere Kopfdeformitäten nicht vollständig beseitigt werden könnten. Ein gewisser Rückgang der Hüftkopfdeformierung konnte vom Autor in einem Teil der Fälle röntgenologisch nachgewiesen werden.

Die Veröffentlichung von Hori enthält keine Langzeitergebnisse. Weitere Gefäßbündeltransplantationen wurden von Hori et al. (1979) beim M. Kienböck sowie bei der avaskulären Nekrose des Skaphoids, der Talusnekrose und einer Humerusosteomyelitis vorgenommen. Auch ein Defekt nach Riesenzelltumor der Tibia wurde von Hori (1978) mit gefäßbündelversorgtem Knochenspan ausgefüllt.

Nachdem Taylor (1977a) die operative Technik zur Hebung von gefäßgestielten Fibulaspänen dargestellt hatte, berichteten Judet et al. (1981) über 19 Fälle von Hüftkopfnekrosen, welche mit einem gefäßgestielten Fibulaspan versorgt wurden. Die als Stiel benutzte Peronäalarterie versorgt die Markhöhle und 2/3 des Kortex der Fibula (Kleinert 1983).

Vorgenommen wurde diese Methode bei jungen Patienten, bei denen ansonsten nur die Implantation einer Hüfttotalendoprothese in Frage gekommen wäre. Bei dem operativen Eingriff wird nach Luxation des Femurkopfes der gesamte abgestorbene Knochen entfernt. Der entfernte Knochen wird durch spongiösen Knochen aus der Tibia ersetzt. Sodann folgt die Herausnahme des Fibulaspans mit seinem versorgenden Gefäßstiel. Nach Einlagerung des Fibulaspans in den Hüftkopf und die vordere Begrenzung des Schenkelhalses wurden die Mikroanastomosen der Fibulagefäße mit der A. circumflexa femoris lateralis hergestellt. Das Entfernen des abgestorbenen Knochenmaterials allein durch ein kortikales Fenster im anterioren Schenkelhalsbereich halten Judet et al. (1981) nicht für ausreichend, da hierdurch nicht alle nekrotischen Bezirke erfaßt werden können. Eine mikrochirurgische Anastomosierung der Peronäalgefäße ist auch zur A. und V. glutaea inferior möglich (Fujimaki u. Yamauchi 1983). Operationstechnisch aufwendig ist die Mobilisierung der A. und V. circumflexa femoris lateralis, da dieses Gefäßbündel gerade über das Operationsfeld hinwegläuft. Eine Mobilisierung des Gefäßbündels über eine weite Strecke ist notwendig, um die folgende Mikroanastomose zu den Fibulagefäßen zu erleichtern. Bei der Plazierung des gefäßgestielten Fibulaspans wird darauf geachtet, daß das Transplantat nicht im Kopfzentrum, sondern im anterioren Bereich des Hüftkopfes zu liegen kommt, da hier in der Regel das Hauptnekroseareal liegt. Der Fibulaspan wird mit einer Schraube fixiert. Das Prinzip der Operation beruht nach Judet et al. (1981) darauf, daß spongiöse Knochenspäne sich mit dem vaskularisierten Fibulaspan und den nicht durchblutungsgestörten Hüftkopfarealen in Verbindung befinden.

1979 berichteten Taylor et al. über 16 Fälle freier Transplantationen kombinierter Lappen aus der Leiste. Gewählt wurde hierbei der Gefäßstamm aus der A. circumflexa ilium profunda, da dieses Gefäß durch seine Größe und damit bessere Blutförderungskapazität der A. circumflexa ilium superficialis überlegen sei. Mit der A. circumflexa ilium profunda können sowohl gefäßgestielte Hautlappen als auch große osteokutane Lappen gehoben werden. Anhand von Beckenmodellen mit abnehmbaren Beckenkämmen wurden die rekonstruktiven Eingriffe mit dem gestielten kortikospongiösen Beckenspan geplant. Taylor et al. (1979) gaben ihren Span für Mandibula-, Tibia- und Beckendefekte an.

Judet et al. (1978) sehen die Indikation des durch die A. circumflexa ilium superficialis versorgten, kombinierten Hautknochenspans für große Gewebedefekte bei Pseudarthrosen.

1980 wiesen Huang et al. anhand von 180 anatomischen Studien des rechten und linken Beckenkamms nach, daß eine große Anzahl von kleinen Ästen der A. circumflexa ilium profunda in den vorderen Anteil des Beckenkamms einstrahlen. Nach Injektion von Indiaink in die A. circumflexa ilium profunda ließ sich das Färbematerial im vorderen Bereich des Beckenkamms nachweisen. Die Autoren konnten bei ihren klinischen Fällen oft eine lebhafte Blutung als Zeichen der guten Perfusion aus dem Knochenmark nachweisen, nachdem der kortikospongiöse, gefäßgestielte Beckenspan präpariert worden war. Der Durchmesser der A. circumflexa ilium profunda an ihrem Ursprung beträgt nach den Untersuchungen von Huang et al. (1980) 1–5 mm (im Mittel 2,87±0,49 mm), wogegen der

Durchmesser der A. circumflexa ilium superficialis nur 1–2,5 mm (im Mittel 1,46±0,42 mm) beträgt. Insgesamt ist die A. circumflexa ilium profunda für die Vaskularisierung des vorderen Anteils des Beckenkamms bedeutsamer als die A. circumflexa ilium superficialis. Wenn die A. circumflexa ilium superficialis als versorgendes Gefäß für einen kleinen Knochenspan aus dem Os ilium gewählt wird, muß die darüberliegende Haut für eine minimale Blutversorgung des Spans mittransplantiert werden, da anhand von Leichenuntersuchungen der subkutane Verlauf der A. circumflexa ilium superficialis nachgewiesen wurde (Huang et al. 1985).

Weiland u. Daniel (1979) lassen im Gegensatz zu Taylor u. Watson (1978) bei der Beckenspanhebung den Darmbeinstachel und den Ursprung des M. sartorius stehen. Auch weisen Weiland et al. (1979) darauf hin, daß bei gefäßgestielten Spänen neben der Arterie die venöse Drainage sichergestellt sein muß.

Gestielte und durch die oberflächliche Vasa iliaca versorgte Beckenspäne wurden von Teot et al. (1987) zur Azetabulumplastik bei Hunden erfolgreich eingesetzt. Beim Menschen beträgt die Länge des durch die A. circumflexa ilium profunda gebildeten Gefäßstiels 7–10 cm (Leung u. Chow 1984).

Bitter et al. (1983a) konnten anhand ihrer Kadaveruntersuchungen nachweisen, daß in allen Fällen die A. circumflexa ilium profunda als beckenkammversorgendes Gefäß vorhanden ist.

Bitter et al. (1983b) berichteten über 9 von 10 erfolgreiche osteokutane, durch die A. circumflexa ilium profunda gestielte Lappen, mit welchen Mandibuladefekte gedeckt wurden. Die Indikation für einen gefäßgestielten Span im Gegensatz zu einer reinen Knochentransplantation ohne arteriovenöses Gefäßbündel sehen die Autoren vor allen Dingen bei der Transplantation großer Knochenstücke in ein vorbestrahltes oder ansonsten biologisch geschädigtes Transplantatlager. Der Notwendigkeit der Gefäßbündeltransplantation sowie der chirurgischen Herstellung der Mikroanastomosen messen sie keine besonderen Schwierigkeiten bei.

Weiterhin findet sich bei Satoh et al. (1983) eine Mitteilung über einen durch die A. circumflexa ilium profunda versorgten, muskuloperiostalen Lappen, mit welchem die Autoren einen Tibiadefekt und einen Weichteilschaden deckten. Eine gute Durchblutung des Periosts und des mitgehobenen M. iliacus durch den Gefäßstiel konnte beobachtet werden. Die Autoren weisen darauf hin, daß die Knochenheilung durch den muskuloperiostalen Lappen beschleunigt werde und nur ein äußerst geringer Hebedefekt am Beckenkamm entsteht. Schmelzle (1986) konnte über Erfahrungen mit dem von Taylor u. Watson 1978 angegebenen, mikrochirurgisch revaskularisierten Transplantat aus der Beckenregion und an verschiedenen Transplantationsorten berichten. In der Regel sei durch Einsatz geeigneter Osteosyntheseverfahren eine sehr rasche Einheilung des Transplantats zu beobachten. Besondere Bedeutung mißt Schmelzle (1986) dem ungestörten venösen Abfluß des Transplantats bei Verlagerung osteokutaner Lappen zu. Der gestörte venöse Abfluß könne zu Nekrosen der Haut führen, auch wenn das Knochengewebe, das Fett und die Muskulatur vital blieben. Ganz u. Büchler (1983) weisen darauf hin, daß bei der idiopathischen Hüftkopfnekrose schlechte Bedingungen für die Revaskularisation herkömmlicher Knochenspäne bestehen und infolgedessen diese auch nicht leicht eingebaut werden können. Die Autoren sind der Auffassung, daß die Operationsmethode nach Hori et al. (1978) nicht ein in jedem Falle sicheres Verfahren zur Revaskularisierung des Hüftkopfes darstellt. Aufgrund dieser Erfahrungen wurde von Ganz u. Büchler (1983) der gefäßgestielte,

Abb. 9. Schematische Darstellung des von Ganz et al. (1983) angegebenen gefäßgestielten, durch die A. circumflexa ilium profunda versorgten, kortikospongiösen Beckenspans zur Implantation in den gleichseitigen Hüftkopf. (Aus Schwetlick et al. 1987b)

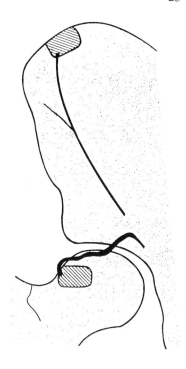

von der A. circumflexa ilium profunda versorgte Beckenspan in den nekrotischen Hüftkopf implantiert (Abb. 9). Verbunden wurde dieser Eingriff mit einer Flexionsosteotomie und Osteotomie des Trochanter major. Dabei wird der Span auf der gleichen Seite nach Präparation in den nekrotischen Hüftkopf eingelagert. Eine arterielle und venöse Mikroanastomose ist nicht nötig. Ein bestehender Restdefekt im Hüftkopf wird mit konventionellen Knochenspänen aus dem Beckenkamm aufgefüllt.

Von 24 revaskularisierenden Eingriffen bei 20 Patienten mit Hüftkopfnekrose nahmen die Autoren 15 Verlagerungen des gestielten kortikospongiösen Beckenspans in den Hüftkopf vor.

Eine schnellere und umfassendere Einheilung der Knochenspäne sahen Ganz u. Büchler (1983) bei den vaskularisierenden Eingriffen im Gegensatz zu den nicht revaskularisierenden Eingriffen. So konnte in 14 Fällen eine komplette Integration der vaskularisierten Knochenspäne röntgenologisch nachgewiesen werden. Präoperativ bestehende, subchondrale Frakturen zeigen auch bei Revaskularisierung der Knochenspäne eine schlechte Tendenz zur Konsolidierung.

Aebi et al. (1978) berichten über 60 Hüften mit Hüftkopfnekrose, welche mit einer Kombination aus gefäßgestieltem Beckenspan (A. circumflexa ilium profunda) sowie Flexionsosteotomie bis 60°, Trochanterosteotomie und fakultativer Varisierung von 10–20° behandelt wurden. Relative Langzeitresultate mit einem Verlauf von durchschnittlich 26 Monaten (14–70 Monate) lagen bei 24 Hüften vor (3 Hüften mit Ficat-Stadium III). In 3 Fällen konnte keine Reintegration der Nekrose, in 7 Fällen eine teilweise röntgenologische und in 14 Fällen eine komplette röntgenologische Heilung nachgewiesen werden.

Aebi et al. (1978) sahen vor allen Dingen eine raschere und vollständigere Integration des Transplantats als bei der nicht vaskularisierten Gruppe. Zwei M.-sartorius-gestielte

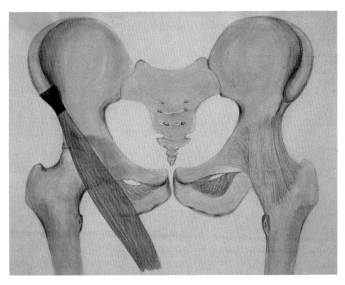

Abb. 10. Der M.-sartorius-gestielte Knochenspan. Das dunkel hervorgehobene Areal im Beckenkammbereich markiert die Spanentnahmestelle

Späne wurden von Baksi (1983) in nekrotische Hüftköpfe implantiert und Xunyuan u. Mitarb. (1986) haben 16 dislozierte Schenkelhalsfrakturen bei jugendlichen Patienten mit der gestielten M.-sartorius-Beckenkammplastik versorgt (Abb. 10). Bei der Präparation ist es wichtig, daß das Periost des Beckenkamms erhalten bleibt.

Nach subperiostaler Freilegung des Os ilium wird ein $4 \times 2,5 \times 3$ cm großer, am M. sartorius hängender Knochenspan entnommen. Dieser Span wird nach entsprechender Zurichtung eines Transplantatlagers an der Vorderfläche des Schenkelhalses mit einem die Frakturlinie kreuzenden Spickdraht fixiert.

Hierdurch wird nach Xunyuan u. Minxin (1986) sowohl eine Dislokation der Fraktur als auch ein Herausgleiten des Spans vermieden. Die Durchblutung des Muskelstiels darf nicht durch einen festen Kapselverschluß des Hüftgelenks gefährdet werden.

Sieben Fälle von dislozierter Schenkelhalsfraktur versorgten Xunyuan u. Minxin (1986) mit dem aus der A. circumflexa ilium profunda versorgten kortikospongiösen Beckenspan. Eine Verletzung des Periosts mit Schädigung der Blutversorgung muß bei der Hebung des Spans vermieden werden. Bei gegebener Stückfraktur oder dorsal klaffender Lücke sollten zusätzlich Spongiosatransplantate eingebracht werden.

Huang et al. haben 1985 aufgrund ihrer Untersuchungen der Blutversorgung des Os ilium darauf hingewiesen, daß noch weitere Gefäße als Gefäßstiel, so z. B. die tiefen oberen Äste der A. glutaea superior, für eine freie Verlagerung von Knochenspänen aus dem Os ilium in Frage kommen.

Nach Durchführung von superselektiven Angiographien konnten Schwetlick et al. (1990) nachweisen, daß der gefäßgestielte A.-glutaea-superior-Span ebenfalls geeignet ist, in den Hüftkopf eingebracht zu werden. Sie berichteten über die Ergebnisse der ersten 5 versorgten Hüftkopfnekrosen. Im Gegensatz zum A.-circumflexa-ilium-profunda-Span wird der vom R. profundus der A. glutaea superior versorgte Span von dorsal in den osteonekrotischen

Hüftkopf eingebracht. Dieser von dorsal eingebrachte Span sollte vor allen Dingen bei Affektionen im Leistengebiet verwendet werden; er bietet den Vorteil einer guten Plazierung im anterolateralen Nekroseareal.

1.6 Elektronische Subtraktion

Bei einer herkömmlichen Röntgenaufnahme handelt es sich um ein kompliziertes Superpositionsbild verschiedener Teile des zu untersuchenden Objekts, die oft schwer zu unterscheiden sind (Ziedses des Plantes 1961).

Beim Subtraktionsverfahren wird nach Abänderung in der Zeit, nach Abänderung der Lage oder nach Abänderung des Bildes durch Änderung der Aufnahmetechnik differenziert. Das Resultat einer Subtraktion ist die Differenz zwischen 2 Röntgenbildern. Dabei werden die beiden Röntgenogramme unter genauer Beibehaltung der Lage des Patienten hergestellt. Weiterhin soll die Aufnahmetechnik so gewählt werden, daß das durch Subtraktion zu differenzierende Objektteil sich wenigstens mit geringem Kontrast von den anderen Objektteilen abhebt. Es besteht die Möglichkeit, die Subtraktion auf elektronischem Wege durchzuführen (Ziedses des Plantes 1961).

Backmund et al. (1966) weisen darauf hin, daß, obwohl eine nahezu völlige Auslöschung der knöchernen Grundstrukturen durch die Subtraktion erreicht werden soll, doch gewisse äußere Formkonturen des Knochens erhalten bleiben sollen, um die Einordnung veränderter Gefäßbezirke in ihre Umgebung zu erleichtern. Chantraine (1962) betont, daß zum Erreichen einer sauberen Subtraktion die zweite Einstellung vollkommen genau mit der ersten übereinstimmen muß.

Bei der elektronischen Subtraktion werden das Leerbild und das Angiogramm unter je eine Fernsehkamera bzw. je ein Vidikon gelegt. Die elektronischen Videosignale des ersten Vidikons werden umgekehrt. Anschließend werden die umgekehrten Signale des ersten Vidikons mit den Signalen des zweiten Vidikons vermischt. Wenn das Endsignal dem Fernsehmonitor zugeführt wird, erscheint das Subtraktionsbild (Ziedses des Plantes 1968). Der Vorteil des elektronischen Subtraktionsverfahrens ist u. a. darin begründet, daß das Vidikon auf einen kleinen Teil des Röntgenbildes (Objektivrevolver) eingestellt werden kann. Es stehen dann mehr Abtastlinien und längere Abtaststrecken zur Verfügung. Das von Siemens verwandte Gerät zur elektronischen Subtraktion erlaubt, die Videosignale auf logarithmische Werte zurückzuführen (Schott 1967). Dieses ist notwendig, da bei der röntgenologischen Subtraktion Schwärzungen subtrahiert werden, welche den negativen Wert der Potenzen der Intensitäten des durchgelassenen Lichts haben (Ziedses des Plantes 1968).

Hohe Anforderungen werden bei der elektronischen Subtraktion an die bildpunktexakte Deckung der beiden Abtastraster in den Kameras gestellt (Groh 1967). Nach Groh (1967) kann der Nachteil der elektronischen Subtraktion gegenüber den photographischen Verfahren, nämlich der begrenzten Auflösung infolge des Fernsehrasters, durch optische Vergrößerung bis an die Auflösungsgrenze des Films ausgeglichen werden. Ein weiterer Vorteil liegt in der wesentlich höheren Kontrastverstärkung. Gesuchte Details können durch die im Fernsehbild wählbare Kontrastanhebung unter Sichtkontrolle besonders „herauspräpariert" werden (Schott 1967).

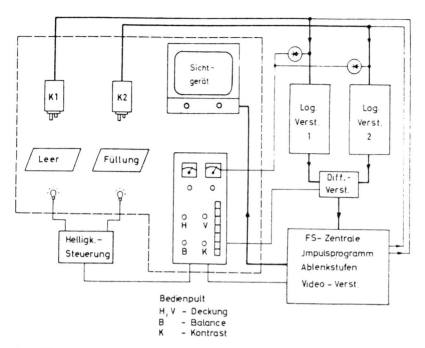

Abb. 11. Prinzipschema des elektronischen Subtraktionsgeräts. (Aus Schott 1967)

Müssbichler (1970b) weist auf den großen Wert der Subtraktionsmethode hin. Sie sei besonders wichtig bei der zuverlässigen Identifikation von kleinen Gefäßen und zur Erkennung von hypervaskularisierten Arealen. Auch Theron (1977) betont, daß durch die Subtraktion eine bessere Erkennbarkeit der distalen Gefäßäste erlangt wird, welche ansonsten leicht durch knöcherne Strukturen überlagert werden.

Rittmeyer u. Freyschmidt (1971) sehen den Vorteil der elektronischen Subtraktion in einer Akzentuierung von Details und einer Suppression unwichtiger Informationen. Mit Hilfe der elektronischen Subtraktion kann nach Deininger et al. (1971) noch während der angiographischen Untersuchung eine Sofortinformation gewonnen werden, die die Entscheidungen erleichtert, ob die Angiographie noch durch weitere Maßnahmen (z. B. superselektive Darstellung) ergänzt werden soll.

Die Beurteilung hypervaskularisierter Areale in Hüftkopf und Hüftgelenkkapsel wird durch die Subtraktion möglich und erleichtert (Müssbichler 1973).

2 Angiographie bei der Hüftkopfnekrose und Studien zur Vaskularisation des gefäßgestielten Beckenspans

2.1 Themenerläuterung zu den angiographischen Untersuchungen

Trotz der vielfältigen Ätiologie der Hüftkopfnekrose des Erwachsenen liegen immer Perfusionsänderungen im Gefäßsystem mit seinen Arterien, dem kapillären Bett und dem venösen Abflußweg vor.

Angiographisch darstellbare Gefäßveränderungen werden aufgezeigt.

Weiterhin sollten folgende Fragestellungen mit dieser Arbeit beantwortet werden:
- Lassen sich durch den Einsatz der selektiven und superselektiven Angiographie in Verbindung mit der elektronischen Subtraktion bei unterschiedlichen Funktionsstellungen des Hüftgelenks deutlichere Darstellungsverhältnisse der extraossären hüftkopfernährenden Gefäße erzielen und Veränderungen dieser Gefäße bei der Hüftkopfnekrose des Erwachsenen feststellen?
- Können unterschiedliche Funktionsstellungen (Einführung der von Nicholson et al. (1954) bei Leichen vorgenommenen „regional stress angiography") Zirkulationsstörungen der haupthüftkopfernährenden Arterie, der A. circumflexa femoris medialis auslösen?
- Welche angiographischen Verläufe und Gefäßverzweigungen ergeben sich bei der superselektiven Angiographie der A. circumflexa ilium profunda?
- Welche Beziehung besteht zwischen den angiographisch und intraoperativ erhobenen Befunden bezüglich der Abgangshöhe der A. circumflexa ilium profunda aus der A. femoralis bzw. A. iliaca?
- Ist bei revaskularisierenden Eingriffen mit dem durch die A. circumflexa ilium profunda versorgten Beckenspan bei erwachsenen Patienten mit Hüftkopfnekrose mit einer zeitlich länger anhaltenden Perfusion des Gefäßstiels zu rechnen?
- Können unterschiedliche Funktionsstellungen des große Bewegungsausmaße zulassenden Hüftgelenks Zirkulationsänderungen des unphysiologisch liegenden Gefäßstiels des autologen heterotopen Transplantats im Hüftkopf auslösen?
- Lassen sich angiographisch unterschiedliche venöse Abflußwege der gefäßgestielten Transplantate nachweisen?

2.2 Themenerläuterung zu den tierexperimentellen Untersuchungen

Durch Schaffung einer operativen Versuchsanordnung beim Schaf sollte anhand histologischer Untersuchungen einschließlich Tetrazyklinmarkierungen und Mikroangiographien geklärt werden:

– inwieweit ein vom übrigen Knochengewebe isolierter und nur durch die A. circumflexa ilium profunda versorgter Beckenspan vital bleibt;
– ob mit einer Ernährung der an den kortikospongiösen Beckenspan angelagerten autologen Spongiosa gerechnet werden kann und es zu einer Knochenneubildung in der angelagerten Spongiosa kommt.

Dieser Versuchsansatz wurde gewählt, da es sich bei dem von uns beim Menschen vorgenommenen operativen Verfahren zur Revaskularisierung der Hüftkopfnekrose ebenfalls um einen isolierten, gefäßgestielten Span (A. circumflexa ilium profunda) mit angelagerter autologer Spongiosa zur Füllung des Restdefekts handelt.

3 Methodik

3.1 Angiographische Untersuchungsverfahren

Es wurden Angiographien in Seldinger-Verfahrensweise (1953) und möglichst weitreichender selektiver Technik von der gegenseitigen A. femoralis durchgeführt. Die Untersuchung beider Seiten konnte mit diesem Verfahren vorgenommen werden. Verwendet wurden Cobra-Katheter A1 (Form III, French 6, Länge 65 cm ohne Seitenlöcher). Der Vorteil dieser Katheterkonfiguration in Verbindung mit gebogenem Guide ist darin begründet, daß in der überwiegenden Zahl der Fälle die Aortenbifurkation direkt überwunden werden konnte und der Katheter nicht zur Richtungsänderung weiter zentral geschoben werden mußte (Klingmüller et al. 1987). Als Kontrastmittel wurde Jopamidol (Solutrast 300) eingesetzt. Die Injektion wurde manuell vorgenommen. Injiziert wurden 8 ml in ca. 4 s zur Darstellung der A. circumflexa femoris medialis und ca. 4 ml in 4 s zur Darstellung der

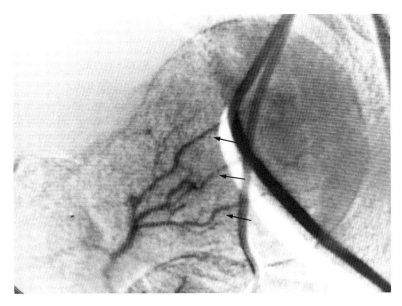

Abb. 12. Rr. nutritii capitis proximales des rechten Femurkopfes (→). Durch elektronische Subtraktion der superselektiven Angiographie erfolgt die Reduzierung der störenden Knochenstrukturabbildung und die deutliche Darstellung der Gefäßausläufer des R. profundus der A. circumflexa femoris medialis bei 85° Flexion, 30° Abduktion und 35° Außenrotation des Hüftgelenks. Durch extrakorporale Lageveränderung des Katheters ist teilweise die Subtraktion desselben nicht gewährleistet

A. circumflexa ilium profunda. Der benutzte Blattfilmwechsler wurde so gesteuert, daß nach einem Leerbild sowohl die arterielle als auch venöse Phase bis 15 s nach Beginn der Injektion erfaßt wurden, insgesamt 6 Bilder. Eine elektronische Informationsaufbereitung in einem ausgewählten Bildbereich wurde bei allen Angiographien unter Benutzung eines elektronischen Subtraktionsgeräts mit 625 Zeilen, schwimmender Tischplatte und Logarithmierung der Signale (Subtraskop, Fa. Siemens) vorgenommen (Abb. 11, 12). Die Dokumentation erfolgte auf Ilford Pan 18 DIN und Kodak Ektachrome 18 DIN. Ein Teil der Angiographien wurde mit Farbnegativdoppelbelichtung der arteriellen Phase mit Grünfilter und der venösen Phase mit Rotfilter verarbeitet. Durch dieses Verfahren kommt es zu einer farblichen Trennung der arteriellen und venösen Phase.

3.2 Präoperatives Krankengut

3.2.1 Angiographien der extraossären Hüftkopfgefäße bei Femurkopfnekrose

Bei insgesamt 57 Patienten in einem Alter zwischen 15 Jahren, 1 Monat und 66 Jahren, 8 Monaten wurden Angiographien der extraossären, hüftkopfernährenden Gefäße vorgenommen.

3.2.2 Angiographien der extraossären Hüftkopfgefäße bei unterschiedlichen Funktionsstellungen des Hüftgelenks

Hierbei wurden angiographische Untersuchungen bei unterschiedlichen, nicht schmerzhaften Funktionsstellungen des Hüftgelenks durchgeführt. Dieses wurde insgesamt in 28 Fällen vorgenommen.

3.2.3 Die Angiographie der A. circumflexa ilium profunda

Die angiographische Untersuchung des Gefäßes, welches zur gefäßgestielten Transplantation bei Hüftkopfnekrose von uns verwendet wird, wurde in 54 Fällen zur Feststellung der Ursprungs- und Aufzweigungsverhältnisse durchgeführt. Zur Verdeutlichung der Aufzweigungsverhältnisse wurde der Verlauf der A. circumflexa ilium profunda jeweils vom Ursprung bis zum Beckenkamm in 3 Bereiche (unteres, mittleres und oberes Drittel) aufgeteilt und alle arteriellen Aufzweigungen über einen Bildmillimeter im Bereich der Gabelung ausgewertet. Der überwiegende Teil der Angiographien wurde weiterhin bei 30° kontralateral angehobenem Becken vorgenommen (Abb. 13).

Eine weitere Anhebung des Beckens ist aus strahlenhygienischen Gründen nicht sinnvoll.

3.3 Operative Präparation der A. circumflexa ilium profunda

Bezüglich der Ursprungsverhältnisse der A. circumflexa ilium profunda wurden 25 intraoperative Präparationen vorgenommen, wobei ein gefäßgestielter, kortikospongiöser Beckenspan nach der Methode von Ganz u. Büchler (1983) in den nekrotischen Femurkopf nach Ausräumung der Nekroseareale implantiert wurde. Ein in der Regel bestehender Restdefekt wurde mit Eigenspongiosa aufgefüllt.

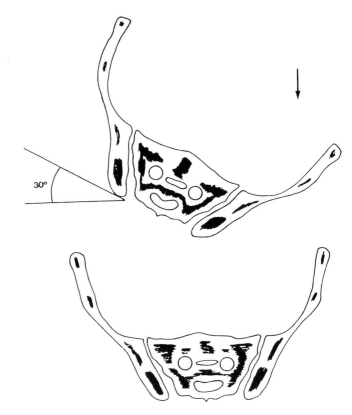

Abb. 13. Bei kontralateral um 30° angehobenem Becken kommt die A. circumflexa ilium profunda in eine andere Abbildungsebene. Der Pfeil markiert die Strahlenrichtung

3.4 Postoperatives Krankengut

3.4.1 Darstellung der A. circumflexa ilium profunda nach Implantation mit einem kortikospongiösen gefäßgestielten Beckenspan in den Hüftkopf

Nach Implantation eines durch die A. circumflexa ilium profunda perfundierten, kortikospongiösen Beckenspans in der von Ganz u. Büchler (1983) angegebenen Methode mit teilweiser Durchführung einer intertrochantären Umstellungsosteotomie wurden 26 gefäßgestielte Transplantate superselektiv angiographisch 3 Monate postoperativ kontrolliert.

3.4.2 Postoperative, superselektive Angiographien der mit einem kortikospongiösen Beckenspan in den Hüftkopf verlagerten A. circumflexa ilium profunda bei unterschiedlichen Funktionsstellungen des Hüftgelenks

In diesem Untersuchungsgang wurden jeweils superselektive Angiographien der mit dem kortikospongiösen Span in den Hüftkopf verlagerten A. circumflexa ilium profunda vorgenommen. Die Bewegungsausmaße des Hüftgelenks wurden jeweils endgradig schmerzfrei durchgeführt, waren jedoch, bedingt durch die Operationsmethode, geringer ausgeprägt als bei nicht operativ versorgten Hüftgelenken. Ergab die Angiographie in Abduktion, Außen- oder Innenrotation des Hüftgelenks eine Zirkulationsstörung der verlagerten A. circumflexa ilium profunda, so wurde in Neutralstellung des Gelenks jeweils noch einmal eine Kontrastmittelinjektion vorgenommen. Hierdurch sollte geklärt werden, ob es sich um passagere Zirkulationsstörungen gehandelt hat.

3.5 Tierexperimentelle Untersuchungsverfahren

3.5.1 Operatives Vorgehen

An 20 erwachsenen Schafen mit einem Gewicht zwischen 78 und 101 kg wurden die Versuche durchgeführt (Tabelle 2).

Die Narkoseeinleitung wurde nach Legen eines zentralvenösen Katheters in die V. jugularis mit Thiopentalnatrium (Trapanal) eingeleitet. Nach Verschwinden des Lid- und Schluckreflexes und erfolgter Intubation wurde das Tier an ein Narkosegerät (Fa. Dräger) angeschlossen und mit einem Lachgas-Sauerstoff-Gemisch im Verhältnis 1 : 1 beatmet. Die Halothankonzentration betrug 1–1,4 %.

Der operative Eingriff wurde unter aseptischen Bedingungen durchgeführt.

Nach einem ca. 10 cm langen Schnitt über dem Beckenkamm sowie der Durchtrennung der Faszie und des M. obliquus wurden die auf dem M. iliacus liegende A. und V. circumflexa ilium profunda aufgesucht und mobilisiert. Nachdem geklärt war, in welchem Bereich das hauptzuführende Gefäß in den Kamm des Os ilium einstrahlte, wurde unter Verwendung einer Schablone ein an der A. und V. circumflexa ilium profunda hängender kortikospongiöser Span aus dem Os ilium gehoben. Durch die Anwendung der Schablone wurde die stets gleich große Entnahme des kortikospongiösen Spans von $3 \times 2,5$ cm sichergestellt. Sodann wurde von der lateralen länglichen Begrenzung des Spans 1 cm abgetragen und um diese Distanz der Span nach lateral verschoben. Der medial bestehende Defekt wurde mit autologer Spongiosa, welche aus dem hinteren Beckenkamm entnommen wurde, aufgefüllt. Die Entnahme der Spongiosa erfolgte mit dem scharfen Löffel, das Material wurde in einer Partikelgröße von ca. 1 mm zubereitet. Die Spongiosa wurde in einer feuchten Kompresse mit Eigenblut bis zur Verarbeitung aufbewahrt (Schweiberer et al. 1982). Der Span und die angelagerte Spongiosa wurden vorher gegenüber dem Os ilium mit Folienstreifen und Folientasche isoliert, so daß nur die mediale Begrenzung des kortikospongiösen Spans mit der angelagerten Spongiosa Kontakt hatte. Eine Gefäßeinsprossung oder Ernährung der angelagerten Spongiosa war somit nur durch den gefäßgestielten Span möglich. Eine Verletzung des inneren Periosts des Spans mit den einstrahlenden Gefäßen wurde vermieden. Alle Späne mit anhängender Spongiosa wurden zur Vermeidung der Dislokation mit Kirschner-Drähten im Os ilium befestigt (Abb. 14).

Eine erneute Operation zur Entfernung der Späne sowie der angelagerten Spongiosa wurde nach Ablauf von 1, 2, 4, 6 und 8 Wochen vorgenommen.

Ein Tier starb während des ersten operativen Eingriffs durch Aspiration wegen eines Tubusdefekts, bei einem weiteren Tier wurde das Operationsgebiet septisch. Beide Tiere wurden zur Vervollständigung der Anzahl ersetzt.

Tabelle 2. Liste der operierten gefäßgestielten durch die A. circumflexa ilium profunda versorgten Beckenspäne beim Schaf sowie Angabe der Verweildauer der Späne und der angelagerten Spongiosa. Jedem Tier ist eine Ziffer zugeordnet (*A* rechte Beckenhälfte, *B* linke Beckenhälfte)

Tier Nummer	Span Nummer		Verweildauer in Wochen	Gewicht des Tieres in kg
1	39	A	1	80
	39	B	1	
2	43	A	1	78
	43	B	1	
3	46	A	1	101
	46	B	1	
4	47	A	1	93
	47	B	1	
5	56	A	2	86
	56	B	2	
6	59	A	2	79
	59	B	2	
7	60	A	2	92
	60	B	2	
8	61	A	2	95
	61	B	2	
9	11	A	4	83
	11	B	4	
10	42	A	4	89
	42	B	4	
11	44	A	4	97
	44	B	4	
12	45	A	4	99
	45	B	4	
13	9	A	6	81
	9	B	6	
14	10	A	6	84
	10	B	6	
15	12	A	6	82
	12	B	6	
16	13	A	6	101
	13	B	6	
17	5	A	8	93
	5	B	8	
18	6	A	8	87
	6	B	8	
19	7	A	8	94
	7	B	8	
20	8	A	8	91
	8	B	8	

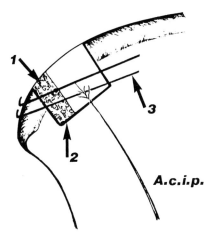

Abb. 14. Schematische Darstellung der postoperativen Situation nach Präparation und versetzter Fixierung des durch die A. circumflexa ilium profunda (A. c. i. p.) versorgten Spans im Os ilium des Schafs. Angelagerte Spongiosa (*1*), Folientrennung zum Os ilium (*2*), Kirschner-Drähte (*3*). Die angelagerte Spongiosa hat nur Kontakt zum gefäßgestielten kortikospongiösen Span

3.5.2 Histologische Untersuchungen

Es wurden entkalkte und unentkalkte Präparate hergestellt. Fixiert und entkalkt wurden die Präparate in Ossa-Fixona (Fa. Röhm Pharma) für ca. 10 Tage, sodann Auswaschen in 70 % Äthanol. Anschließend folgte für je eine Stunde:

- 70 % Äthanol,
- 70 % Äthanol,
- 96 % Äthanol,
- 96 % Äthanol,
- 100 % Äthanol,
- 100 % Äthanol,
- unverd. Xylol,
- unverd. Xylol.

Danach kamen die Präparate über Nacht in weiches Paraffin mit einem Härtepunkt von 42 °C (Fa. Merck). Am nächsten Morgen folgte die Durchtränkung mit Paraplast (Fa. Monoject Scientific) für 2–4 h. Nach dem Ausgießen der Blöcke und deren Erhärtung erfolgte das Schneiden mit dem Schlittenmikrotom (Fa. Jung). Die Methylmethacrylatpräparate wurden nach den Anweisungen von Katthagen u. Bechtel (1985) hergestellt. Geschnitten wurden die Präparate mit dem K-Mikrotom (Fa. Jung).

Angefertigt wurden Hämalaun-Eosin-Färbungen und Masson-Goldner-Färbungen. Die Färbevorschriften wurden u. a. bei Katthagen (1986) entnommen.

Bei der Masson-Goldner-Färbung wurden nach Entplastung und Behandlung in der absteigenden Alkoholreihe und Abspülung in Aqua destillata die Präparate 15 min mit Eisenhämatoxilin und nachfolgender reichlicher Klarspülung mit Leitungswasser behandelt. Es folgte für 7 min Ponceau-Säurefuchsin mit anschließender Spülung der Präparate in 1 %iger Essigsäure, sodann 7 min Orange-G-Phosphorwolframsäure und Spülung wiederum in 1 %iger Essigsäure. Nach 15 min Behandlung in einer Lichtgrünlösung wurde ein Spülung in 1 %iger Essigsäure vorgenommen und in 70, 96 und 100 %igen Alkohol eingetaucht. Nach Xylolbehandlung folgte die Eindeckung mit Entellan (Fa. Merck). Die Hämalaun-Eosin-Färbungen wurden nach den Angaben von Burck (1982) durchgeführt.

Vergleichend wurde jeweils Knochengewebe vom Span, der angelagerten Spongiosa sowie aus dem benachbarten Os ilium untersucht.

3.5.3 Tetrazyklinmarkierungen

In 16 Fällen wurden Tetrazyklinmarkierungen durchgeführt. Verabreicht wurde Rolitetrazyklin (Pyrrolidinomethyltetracyclin, Reverin) parenteral in einer Dosierung von 50 mg/kg Körpergewicht entsprechend den Empfehlungen von Milch et al. (1957). Eine langsame Injektion ist notwendig (Rietbrock u. v. Bruchhausen 1975).

Pharmakologisch kommt es durch die Tetrazykline zu einer Chelatverbindung mit Kalziumionen in der Mineralisationszone des Knochens (Osteoidzone), wo diese mit Hilfe der Fluoreszenzmikroskopie sichtbar gemacht werden können (Frost et al. 1961). Die Darstellung der markierten Zonen setzt voraus, daß das Knochengewebe nicht entkalkt wird, da ansonsten das Kalzium herausgelöst und die Markierung beseitigt werden würde (Eger et al. 1964). Die Fluoreszenzmikroskopie führten wir in Auflichttechnik mit dem Orthoplan Mikroskop (Fa. Leitz) mit Fluoreszenzeinrichtung (Filter K 2) durch.

Um frühere Tetrazyklingaben auszuschließen, wurde im Rahmen des ersten operativen Eingriffs jeweils Spongiosa entnommen und auf Fluoreszenz überprüft. Die Tetrazyklinmarkierungen wurden jeweils 7 Tage vor Präparatentnahme vorgenommen und sind der Tabelle 7 zu entnehmen (s. S. 63).

3.5.4 Mikroangiographien

Perfusionsuntersuchungen des Spans sowie der angelagerten Spongiosa wurden durch die arterielle Injektion von Bariumsulfatsuspension (Microtrast, Fa. Nicholas) ermöglicht.

In dieser Suspension waren 4 % Berliner-Blau-Lösung (in Aqua destillata) und gepuffertes Formalin in 10 %iger Ringer-Lösung enthalten (Sevitt 1964). Eine gute Mischung ist unbedingt notwendig. Die Injektion in die A. iliaca externa wurde mit einer 100-ml-Spritze vorgenommen. Die Injektion muß langsam durchgeführt werden, um Luftblasen zu verhindern (Chung 1976). Die Gefäße proximal der Injektionsstelle wurden ligiert. Eine ständige Verrührung der Suspension mit Magnetrührer bis zur Gabe war ebenfalls sichergestellt. Vor Injektion des Kontrastmittels wurden den Versuchstieren 20 000 IE Heparin verabreicht. Sodann wurde eine Überdosis Thiopentalnatrium (Trapanal) gegeben. Nach Sevitt (1964) kommt es durch diese Vorgehensweise zu einer Füllung der Arterien, Arteriolen und Sinusoide. Die Injektionsmenge beträgt zwischen 400 und 800 ml. Zur Verhinderung des Abflusses der Suspension wurde ein Tourniquet am proximalen Hinterlauf angelegt. Röntgenologisch kontrolliert wurden dekalzifizierte Präparate mit einer Schichtdicke von 3–4 mm (Forgon et al. 1974) sowie weiter nach der Spalteholz-Methode (Romeis 1968) bearbeitete Präparate.

Die Röntgenaufnahmen wurden zunächst mit dem Röntgengerät Mammo Diagnost U (Fa. Philips) mit Molybdänröhre und 6-Puls-Röntgengenerator durchgeführt. Der Film-Objekt-Abstand betrug 5 cm, der Fokus-Film-Abstand 40 cm. Es wurde eine Belichtungszeit von 0,2 s und eine Dosis von 28 kV gewählt. Um die Abbildungsschärfe zu verbessern, wurde später mit dem Radiofluor 120 (Fa. Philips) gearbeitet (5 mA, 40 kV, 30 min Belichtung). Als Filmmaterial dienten glass plates high resolution Typ 1 A (Fa. Kodak) und Ortho MA (Fa. Kodak), als Entwickler HRP (Fa. Kodak) und Cronex MD (Fa. Dupont). Die Fotodokumentation erfolgte auf Pan 18 DIN (Fa. Ilford) sowie Agfapan 25 Professional 15 DIN (Fa. Agfa). Die Mikroangiographien wurden unter dem Fotomikroskop M 8 (Fa. Wild) betrachtet, ausgewertet und photographiert. Die Überprüfung der Revaskularisationsverhältnisse der an den Beckenspan angelagerten Spongiosa wurde an 10 gefäßgestielten Spänen vorgenommen (s. Tabelle 8). (s. S. 70)

4 Ergebnisse

4.1 Präoperativer angiographischer Status der A. circumflexa ilium profunda

Die angiographisch gefundenen Ursprungs- und Aufzweigungsverhältnisse sowie das Geschlecht, die Seite und das Alter zum Zeitpunkt der Untersuchung sind der Tabelle 3 zu entnehmen. Verbesserte röntgenologische Abbildungsverhältnisse mit Auffächerung des Gefäßstatus wurden durch die kontralaterale Anhebung des Beckens um 30° während der Angiographie in einem Teil der Fälle erreicht (s. Abb. 13). Insgesamt war mit 37mal der sich röntgenologisch unterhalb der Hüftgelenkspalte abbildende tiefe Abgang der A. circumflexa ilium profunda deutlich bevorzugt darstellbar (Abb. 15); 8mal war nur ein Gefäßstamm der A. circumflexa ilium profunda ohne wesentliche Aufzweigungen vorhanden. In 14 Fällen stellte sich teilweise eine ausgeprägte Anastomosenbildung zur A. iliolumbalis dar

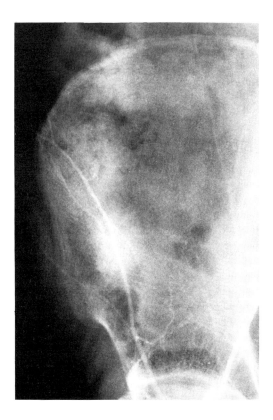

Abb. 15. Arteriographisch tiefer Abgang der A. circumflexa ilium profunda

Tabelle 3. Angiographische Ursprungs- und Aufzweigungsverhältnisse der A. circumflexa ilium profunda beim Menschen

Fortlaufende Numerierung	Alter zum Zeitpunkt der Untersuchung (in Jahren und Monaten)	Geschlecht	Seite (R rechts, L links)	Becken angehoben	Abgang unterhalb des Hüftgelenkspalts	Abgang in Höhe des Hüftgelenkspalts	Abgang oberhalb des Hüftgelenkspalts	Anzahl der Aufzweigungen des Gefäßes im unteren Drittel	Anzahl der Aufzweigungen[a] des Gefäßes im mittleren Drittel	Anzahl der Aufzweigungen[a] des Gefäßes im oberen Drittel	Anastomosen zur A. iliolumbalis
1	54,1	♂	R	+	+			3			−
2	42,11	♂	R	+		+			2		−
3	35,9	♂	R	+		+		2			−
4	33,1	♂	R	+	+				2		−
5	29,10	♂	L	+	+					2	−
6	38,6	♂	L	+	+				2		−
7	26,6	♂	L	+	+				2		−
8	58,8	♀	R	+	+			2		(1)–2	+
9	57,9	♂	L	−	+					2	−
10	54,2	♂	L	−	+						−
11	42,4	♂	R	+	+			2	(1)–2		+
12	28,10	♀	R	+	+				4		+
13	46,11	♂	R	+			+	2		(1)–2	+
14	26,9	♂	L	+		+			2		−
15	17,3	♂	R	+	+					2	−
16	44,5	♂	R	+				2	(1)–2	(1)–2	+
17	19,4	♂	R	+	+						−
18	36,0	♂	R	+			+			3	+
19	50,4	♂	R	+	+				2		−
20	25,0	♂	L	+		+		2			−
21	25,0	♂	R	+	+			2		(1)–2	+
22	51,2	♂	L	+			+		2		−
23	40,8	♂	R	+		+			4		−
24	40,8	♂	L	+	+				3		−
25	44,8	♂	L	+		+			2		−
26	48,10	♂	L	−	+				2		−
27	46,4	♂	R	−	+					2	−
28	46,4	♂	L	−	+					2	−
29	46,8	♂	L	+		+		2	(1)–2		+

Tabelle 3 (Fortsetzung)

Fortlaufende Numerierung	Alter zum Zeitpunkt der Untersuchung (in Jahren und Monaten)	Geschlecht	Seite (R rechts, L links)	Becken angehoben	Abgang unterhalb des Hüftgelenkspalts	Abgang in Höhe des Hüftgelenkspalts	Abgang oberhalb des Hüftgelenkspalts	Anzahl der Aufzweigungen des Gefäßes im unteren Drittel	Anzahl der Aufzweigungen[a] des Gefäßes im mittleren Drittel	Anzahl der Aufzweigungen[a] des Gefäßes im oberen Drittel	Anastomosen zur A. iliolumbalis
30	46,8	♂	R	+	+						+
31	46,5	♂	R	+	+			3			–
32	44,6	♂	R	+	+						–
33	44,3	♂	R	–	+			2	(1)–2		–
34	45,4	♂	R	+			+	3	(1)–2		–
35	45,0	♂	L	+	+				2	(1)–2	
36	44,2	♂	L	–	+				2		
37	43,8	♂	R	+		+			2		+
38	43,8	♂	L	+	+					2	–
39	42,5	♂	R	+	+						–
40	41,11	♂	L	+		+			2		+
41	38,2	♂	L	+	+					2	–
42	37,7	♂	R	–	+						
43	38,1	♂	L	+	+			2		(1)–3	–
44	35,7	♂	L	+	+						
45	33,6	♂	R	+	+				1	(1)–2	–
46	33,6	♂	L	+	+				3	(1)–2	+
47	29,10	♂	L	+		+		2		(1)–2	–
48	29,2	♂	L	–	+				3		–
49	29,2	♂	R	–	+			2	1–(2)		
50	28,1	♀	L	+	+				3		–
51	26,2	♂	L	+			+	2	(1)–2		+
52	26,2	♂	R	+			+			2	+
53	21,7	♂	L	+	+				2		–
54	39,4	♂	L	–	+				2	(1)–2	–

[a] In Klammern wird angegeben, wenn es zu einer weiteren Teilung eines Astes in einem distaleren Bereich gekommen ist. Die Ziffer hinter der Klammer besagt, in wieviel Zweige sich der Arterienast aufteilt: + bedeutet ja oder vorhanden, – bedeutet nein oder nicht vorhanden.

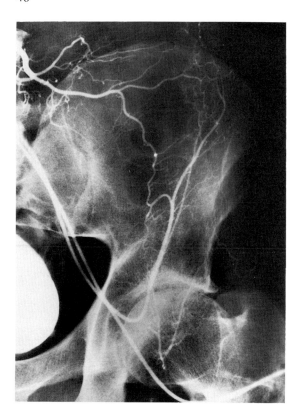

Abb. 16. Ausgeprägte Anastomosenbildung der linken A. circumflexa ilium profunda zur A. iliolumbalis

(Abb. 16). Eine Anastomose zur A. glutaea superior sowie zur A. circumflexa ilium superficialis ließ sich einmal (Fall Nr. 14) feststellen. Einmal war eine Anastomosierung der A. circumflexa ilium profunda zum R. profundus der A. glutaea superior (Fall Nr. 34), in einem weiteren Fall (Fall Nr. 51) zur A. glutaea superior und zu den Gefäßen des Trochanter major nachweisbar. Ein vollkommener Kontrastmittelabbruch im mittleren Drittel einer außergewöhnlich kräftigen A. circumflexa ilium profunda (Fall Nr. 17) war bemerkenswert (s. Abb. 57).

4.2 Abgangsverhältnisse der A. circumflexa ilium profunda im Operationsbefund

Eine verwertbare operative Präparation der Abgangsverhältnisse der A. circumflexa ilium profunda aus der A. iliaca externa bzw. A. femoralis konnte in 25 Fällen im Rahmen operativer Versorgungen von nekrotischen Hüftköpfen mit gefäßgestielten, durch die A. circumflexa ilium profunda versorgten Beckenspänen erreicht werden. Dabei wurden bezüglich der Abgangshöhe der A. circumflexa die in Tabelle 4 dokumentierten Befunde erhoben, wobei die Numerierung der Fälle der Tabelle 3 entspricht. Somit ist in dem hier vorgestellten operativen Untersuchungsgut eine ganz deutliche Bevorzugung des Abgangs der A. circumflexa ilium profunda distal des Leistenbandes gegeben. Die in allen Fällen

Tabelle 4. Intraoperative Abgangsverhältnisse bezüglich des Leistenbandes der A. circumflexa ilium profunda bei 25 Präparationen

Numerierung[a]	Abgang der A. circumflexa ilium profunda oberhalb des Leistenbandes	Abgang der A. circumflexa ilium profunda unterhalb des Leistenbandes
1		+
3		+
4		+
5		+
6		+
7		+
10		+
12		+
18	+	
22	+	
27		+
31		+
32		+
33		+
34	+	
39		+
40		+
41		+
42		+
43		+
44		+
45		+
46		+
48		+
53		+

[a] Die Numerierung entspricht derjenigen der Tabelle 3.

vorliegende präoperative Angiographie der A. circumflexa ilium profunda erleichtert die Präparation dieses Gefäßes mit Begleitvene ganz wesentlich.

4.3 Angiographien der extraossären hüftkopfernährenden Gefäße bei Hüftkopfnekrose

Es konnten 27 Hüftgelenke mit dem röntgenologischen Stadium II, 26 Hüftgelenke mit dem röntgenologischen Stadium III und je 2 Hüftgelenke mit dem röntgenologischen Stadium

Tabelle 5. Angiographische Befunde des R. profundus der A. circumflexa femoris medialis sowie der Rr. nutritii capitis distales und proximales in 57 Fällen bei vorliegender Hüftkopfnekrose (+ ja oder vorhanden, – nein oder nicht vorhanden; röntgenologische Einteilung nach Ficat 1980)

Fortlaufende Numerierung	Alter (in Jahren und Monaten)	Geschlecht	Seite	Ätiologie	Bei HKN Ficat-Stadium	R. profundus der A. art. circumflexa femoris medialis			Rr. nutritii capitis distales				Rr. nutritii capitis proximales			
						Dargestellt	Auffälliger Befund	Veränderung	Dargestellt	Anzahl	Auffälliger Befund	Veränderung	Dargestellt	Anzahl	Auffälliger Befund	Veränderung
1	39,4	♂	L	HKN	III	+	+	Abbruch mittleres Drittel	+	1	–		–			
2	16,1	♂	R	HKN	I	+	–		+	1	–		+	1	–	Schwach dargestellt
3	21,7	♂	L	HKN	II	+	+	Stenosierung distales Drittel	+	1	–		+	1	+	Hypotroph
4	26,2	♂	R	HKN	II	+	+	Stenosierung mittleres Drittel	+	1	–		+	3	+	Elongiert
5	26,2	♂	L	HKN nach medialer Schenkelhalsfraktur	II	+	+	Gewundener Verlauf	+	1	–		+	4	+	1 deutlich verlängert, hypertroph, 2 abgebrochen
6	28,1	♀	L	HKN	II	+	+	Stenosierung distales Drittel	+	1	–		–			
7	29,2	♂	R	HKN	III	+	–		+	1	–		+	2	–	
8	29,2	♂	L	HKN	II	+	–		+	1	–		+	1	+	Abbruch

#	Gewicht	Geschl.	Seite		Grad											
9	29,10	♂	L	HKN	IV	+	+	Vollkommener Abbruch distales Drittel	+	2	−		−		−	
10	29,10	♂	R	HKN	IV	+	+	Stenosierung distales Drittel	+	2	+	Hypertrophiert	+	2	+	Hypertrophiert und Abbruch nach 5 mm
11	33,6	♂	R	HKN	III	+	+	Kalibersprung distales Drittel	+	1	−		−		+	Abbruch am Ursprung
12	33,6	♂	L	HKN	II	+	−		−		−		+	2	+	Abbruch, gewundener Verlauf
13	35,7	♂	L	HKN	II	+	+	Abbruch im mittleren Drittel	+	1	−		−		−	
14	35,7	♂	R	HKN	II	+	−		+	1	−		−		−	
15	38,1	♂	L	HKN	II	+	Unzulänglich		+	2	−		−		−	
16	37,7	♂	R	HKN	II	−	−		−		−		−		−	
17	38,2	♂	R	HKN	I	+	−		+	1	−		−		−	
18	38,2	♂	L	HKN	III	+	+	Abbruch distales Drittel	+	1	−		−		−	
19	40,9	♂	L	HKN	II	+	+	Abbruch distales Drittel	+	1	−		−		−	

Tabelle 5 (Fortsetzung)

Fortlaufende Numerierung	Alter (in Jahren und Monaten)	Geschlecht	Seite	Ätiologie	Bei HKN Ficat-Stadium	R. profundus der A. art. circumflexa femoris medialis			Rr. nutritii capitis distales				Rr. nutritii capitis proximales			
						Dargestellt	Auffälliger Befund	Veränderung	Dargestellt	Anzahl	Auffälliger Befund	Veränderung	Dargestellt	Anzahl	Auffälliger Befund	Veränderung
20	41,11	♂	L	HKN	III	+	–		+	2	+	Hypertrophiert und elongiert	+	1	–	
21	42,5	♂	R	HKN nach medialer Schenkelhalsfraktur	III	+	+	Abbruch distales Drittel	–				–			
22	43,8	♂	R	HKN	II	+	+	Kalibersprung im distalen Drittel	–				+	2	–	
23	43,8	♂	L	HKN	III	+	+	Abbruch distales Drittel	+	1	–		–			
24	44,2	♂	L	HKN	II	+	+	Abbruch distales Drittel	–				+	1	–	
25	45,0	♂	L	HKN	II	+	–		+	1	–		+	2	–	
26	45,4	♂	R	HKN	III	+	–		+	1	–		+	2	+	Elongiert hypertrophiert
27	44,3	♂	R	HKN nach medialer Schenkelhalsfraktur	III	+	+	Kalibersprung im distalen Drittel	+	1	–		+	1	+	Gewunden

28	44,6	♂	R	HKN	III	+	+	Abbruch im mittleren Drittel	+	1	–		–	1	–	
29	46,5	♂	R	HKN	III	+	+	Abbruch distales Drittel	+	1	–		–	1	–	
30	46,8	♂	R	HKN	II	+	+	Kalibersprung distales Drittel	+	1	+	Hypotroph	+	1	+	Elongiert
31	46,4	♂	L	HKN	II	+	+	Abbruch distales Drittel	+	1	–		–			
32	46,4	♂	R	HKN	II	+	+	Abbruch distales Drittel	+	1	–		–			
33	48,10	♂	R	HKN	III	+	+	Stenosierung distales Drittel	+	1	–		+	2	+	1 Hypotrophie 2 Abbrüche
34	48,10	♂	L	HKN	III	+	+	Hypertrophisch	+	2	–		+	3	+	Gewundener Verlauf
35	44,8	♂	L	HKN	II	+	+	Gewundener Verlauf	+	2	–		+	3	+	Gewundener Verlauf
36	51,2	♂	L	HKN	III	+	+	Gewundener Verlauf im distalen Drittel	+	1	–		+	2	+	Gewundener Verlauf
37	25,0	♂	L	HKN	III	+	–		+	1	–		+	4	–	
38	25,0	♂	R	HKN	III	+	–		+	2	+	Hypertrophisch	+	3	–	

Tabelle 5 (Fortsetzung)

Fortlaufende Numerierung	Alter (in Jahren und Monaten)	Geschlecht	Seite	Ätiologie	Bei HKN Ficat-Stadium	R. profundus der A. art. circumflexa femoris medialis			Rr. nutritii capitis distales			Rr. nutritii capitis proximales			
						Dargestellt	Auffälliger Befund	Veränderung	Dargestellt	Anzahl	Veränderung	Dargestellt	Anzahl	Auffälliger Befund	Veränderung
39	50,4	♂	R	HKN	III	+	–		+	3	+	+	2	+	Hypertroph, verkürzt
40	36,0	♂	R	HKN	III	+	–		+	2	–	+	3	–	
41	19,4	♂	R	HKN	III	+	+	Hypertrophisch	+	2	–	+	2	+	Hypertrophie eines Astes
42	44,5	♂	R	HKN	II	+	+	Kalibersprung im distalen Drittel	+	1	–	+	2	+	Hypotroph
43	17,3	♂	R	HKN	III	+	+	Abbruch mitleres Drittel	+	1	+	–			
44	26,9	♂	R	HKN	II	+	–		+	2	–	+	2	–	
45	46,11	♂	R	HKN	II	+	+	Kalibersprung distales Drittel	+	2	–	–			
46	28,10	♀	R	HKN nach medialer Schenkelhalsfraktur	III	+	+	Kalibersprung distales Drittel	+	2	–	+	2	+	Gewundener Verlauf

47	42,4	♂	R	HKN	III	+	−		+	1	−		+	2	+	Hypotroph
48	23,1	♂	R	HKN	II	+	−		−		−		+	3	−	
49	54,1	♂	R	HKN	II	+	+	Abbruch distales Drittel	+	2	−		−			
50	26,3	♂	R	HKN	II	+	+	Kalibersprung mittleres Drittel	+	2	−		−			
51	23,1	♂	R	HKN	II	+	+	Abbruch distales Drittel	−		−		−		−	
52	29,10	♂	L	HKN	II	+	−		+	3	−		+	4		
53	26,4	♂	L	HKN nach medialer Schenkelhalsfraktur	III	+	+	Abbruch mittleres Drittel	−		−		−			
54	54,2	♂		HKN	II	+	+	Abbruch distales Drittel	+	1	+	Hypertrophisch	−			
55	57,9	♂	L	HKN	III	+	+	Abbruch mittleres Drittel	+	2	−		−			
56	58,8	♀	R	HKN	III	−	−		+	1	+	Hypertrophisch	−			
57	61,11	♀	R	HKN	III	+	+	Distales Drittel hypotroph	+	2	+	1 Ast hypertrophisch	+	1	+	Elongiert

I und IV untersucht werden (Ficat 1980). Die nachweisbaren angiographischen Veränderungen bei 44 Fällen von Hüftkopfnekrose am R. profundus der A. circumflexa femoris medialis sowie an den Rr. nutritii capitis distales und Rami nutritii capitis proximales sind der Tabelle 5 zu entnehmen. Dabei war in 36 Fällen ein auffälliger angiographischer Befund im Bereich des R. profundus der A. circumflexa femoris medialis zu erheben (Abb. 17–19).

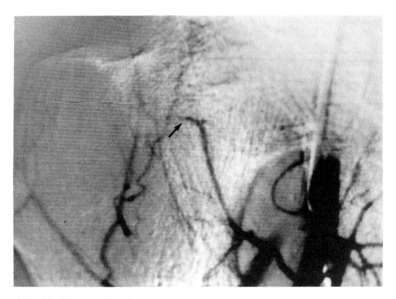

Abb. 17. Vollständiger Kontrastmittelabbruch im R. profundus der A. circumflexa femoris medialis (→) des rechten Hüftgelenks (elektronisch subtrahierte Aufnahme)

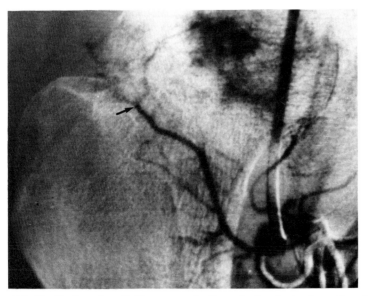

Abb. 18. Hochgradiger Kalibersprung des R. profundus der A. circumflexa femoris medialis (→) bei rechtsseitiger Hüftkopfnekrose im röntgenologischen Stadium III (Ficat 1980)

Abb. 19. Vollständiger Kontrastmittelabbruch (→) im R. profundus der A. circumflexa femoris medialis bei linksseitiger Hüftkopfnekrose. Keine regelmäßige Darstellung der Rr. nutritii capitis proximales

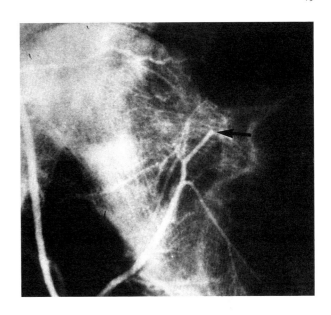

Diesen Veränderungen lag 18mal ein Hüftgelenk mit röntgenologischem Stadium II, 16mal mit röntgenologischem Stadium III und 2mal mit röntgenologischem Stadium IV zugrunde. Nicht in jedem Fall gelang die arteriographische Darstellung des R. profundus der A. circumflexa femoris medialis. So war einmal (Fall Nr. 16) der R. profundus überhaupt nicht und einmal (Fall Nr. 15) nur unzulänglich dargestellt. Hier gelang lediglich in Außenrotation des Hüftgelenks eine gewisse, aber auch nicht befriedigende Kontrastierung. Die Rr. nutritii capitis distales konnten 49mal kontrastiert werden, 2 Rr. nutritii waren in 16 Fällen, 3 Rr. nutritii in 2 Fällen und 1 R. nutritius capitis distalis 31mal vorhanden. Bei den oben genannten 49 Kontrastierungen fiel 8mal ein bemerkenswerter Befund mit teilweise deutlicher Hypertrophie des R. profundus bzw. der Rr. nutritii capitis distales auf. In einem Fall (Fall Nr. 20) waren die 2 Rr. nutritii capitis distales zusätzlich deutlich elongiert. In einem Fall (Fall Nr. 30) erschien der R. nutritius capitis distalis außergewöhnlich zart. Die Rr. nutritii capitis proximales konnten 31mal kontrastiert werden; dabei ließen sich 8mal 1 Ramus, 14mal 2, 6mal 3 und 3mal 4 Rr. nutritii capitis proximales kontrastieren. Unter den 31 Darstellungen der Rr. nutritii capitis proximales war 21mal ein auffälliger Befund zu erheben; 19mal war eine Abbildung der Rr. nutritii capitis proximales nicht zu erwarten, da schon ein Abbruch weiter zentralwärts im R. profundus der A. circumflexa femoris medialis vorlag. Eine Anastomosenbildung der A. circumflexa femoris lateralis zur A. glutaea superior kontrastierte sich in 9 Fällen, 17mal bestand eine Anastomosenbildung zwischen der A. circumflexa femoris medialis bzw. ihrem R. profundus zur A. glutaea inferior; in einem Fall war zusätzlich eine Anastomose zur A. glutaea superior vorhanden. Die Anastomose zwischen der A. glutaea superior und der A. circumflexa femoris medialis bestand 5mal im röntgenologischen Stadium II und 4mal im röntgenologischen Stadium III der Hüftkopfnekrose. Die Verbindung der A. circumflexa femoris medialis zur A. glutaea inferior kontrastierte sich 5mal im Stadium II und 2mal im röntgenologischen Stadium III. Eine Anastomosenbildung zwischen der A. obturatoria und der A. circumflexa femoris medialis bzw. ihrem R. profundus bestand in 8 Fällen. Die A. acetabularis entsprang 6mal von der A. circumflexa femoris medialis bzw. ihrem R. profundus. Einmal entsprang die A. acetabularis aus einer Verbindung zwischen der A. obturatoria und der A. circumflexa femoris medialis. Die Arterien des Lig. teres konnten in 5 Fällen kontrastiert werden (s. Abb. 4).

4.4 Angiographische Befunde bei unterschiedlichen Funktionsstellungen des Hüftgelenks

In 28 Fällen wurden Angiographien der extraossären, hüftkopfernährenden Gefäße in unterschiedlichen Stellungen des Hüftgelenks durchgeführt (Abb. 20). Folgende Ergebnisse der arteriographischen Abbildbarkeit der einzelnen Gefäßäste wurden dabei ermittelt: In den Aufnahmen mit a.-p.-Strahlenrichtung können der R. profundus der A. circumflexa femoris medialis sowie die Rr. nutritii capitis proximales gut beurteilt werden (s. Abb. 1), 3mal konnten die letzteren durch Überführung des Hüftgelenks in Außenrotation, Flexion und Abspreizung noch überlagerungsfreier abgebildet werden (s. Abb. 12). Die zahlreichen Überlagerungseffekte der Aufteilungen der Femoralisäste mit ihren Variationen und den Abgängen der extraossären, hüftkopfernährenden Gefäße kommen bei Abspreizung und Innenrotation des Hüftgelenks bei weitem nicht in dem Maße vor wie in der a.-p.-Strahlenrichtung. In der Innenrotations-Abspreiz-Stellung kommt es zu einer Aufdehnung der Gefäßaufzweigungen mit sternförmiger Verteilung der einzelnen Arterienabgänge. Zweimal konnten Anastomosenbildungen des R. profundus der A. circumflexa femoris medialis zur A. glutaea inferior durch Angiographien in Innenrotation und Flexion des Hüftgelenks aufgedeckt bzw. verdeutlicht werden (Abb. 21a, b). In 2 Fällen konnte durch Überführung der Hüftgelenke von der Neutralstellung in eine Innenrotations-, leichte Flexions- und Abspreizstellung eine Einengung im R. profundus der A. circumflexa femoris

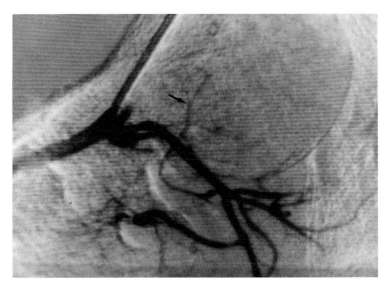

Abb. 20. Durch Außenrotation, Flexion und Abduktion angiographisch gute Darstellbarkeit des R. nutritius capitis distalis (→) des rechten Hüftkopfs. Elektronisch subtrahierte Aufnahme

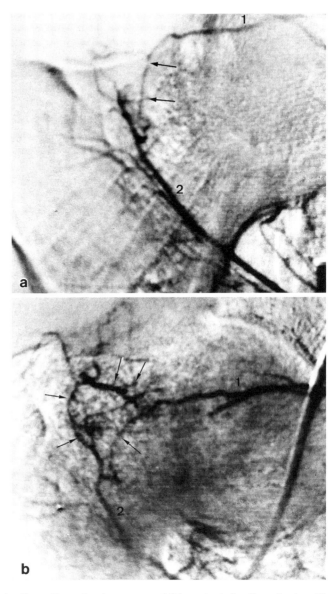

Abb. 21a, b. Die angiographische Darstellung der Anastomosenbildung (→) des R. profundus (*1*) der A. circumflexa femoris medialis zur A. glutea inferior (*2*) verdeutlicht sich bei Überführung des Hüftgelenkes aus der Neutralstellung (*a*) in die Innenrotations-, Flexions- und Abspreizstellung (*b*) (elektronisch subtrahierte Aufnahme)

medialis ausgelöst werden. Fünfmal kam es durch diese Stellungsänderung zu einem kompletten Kontrastmittelstopp im R. profundus (Abb. 22a, b), ein Befund, der in den anderen Hüftgelenkstellungen jeweils nicht nachweisbar und reversibel war. Insbesondere zeigten sich keine Zirkulationsstörungen im R. profundus bei der Abspreiz- und Außenrotationsstellung des Hüftgelenks, wobei sich aber in letzterer im Vergleich zur a.-p.-Strahlenrichtung

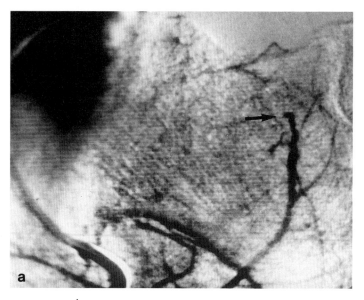

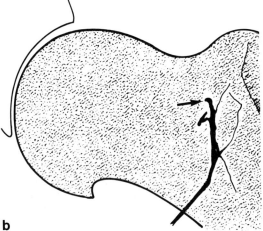

Abb. 22a, b. Vollständiger Abbruch (→) des R. profundus der linken A. circumflexa femoris medialis, hervorgerufen durch 20° Flexion, 20° Abduktion und 30° Innenrotation (elektronisch subtrahierte Aufnahme). **a** Angiographie, **b** Schema

in 16 Fällen bessere Abbildungsverhältnisse für die Rr. nutritii capitis distales ergaben. Hierbei wurden in keinem Fall diese unteren Metaphysengefäße schlechter als in der a.-p.-Strahlenrichtung abgebildet. Weiterhin war in dieser Stellung jeweils eine Auffältelung des R. profundus der A. circumflexa femoris medialis mit spannungsfreiem Verlauf auffällig, wogegen sich die angiographische Darstellung des R. profundus bei Innenrotation des Hüftgelenks deutlich gestreckt darstellte.

4.5 Nachweis der postoperativen Zirkulation im Gefäßstiel des verlagerten autologen, heterotopen Transplantats durch die superselektive Angiographie

Es wurden in 26 Fällen die Zirkulationsverhältnisse im Gefäßstiel des in den Hüftkopf verlagerten kortikospongiösen Beckenspans durch Angiographie der A. circumflexa ilium profunda überprüft (Tabelle 6). Dabei konnte 22mal die A. circumflexa ilium profunda kontrastiert werden (Abb. 23, 24). In 2 Fällen war das Gefäß aber nicht bis zum kortikospongiösen Span, sondern nur über eine gewisse Distanz kontrastierbar (Abb. 25a, b). In 4 Fällen konnte die A. circumflexa ilium profunda nicht kontrastiert werden, so daß hier ein kompletter Verschluß der mit dem kortikospongiösen Span verlagerten A. circumflexa ilium profunda angenommen werden muß. Die Zuordnung dieser „Versager" ergab folgendes: Die beiden zuerst nach dem Verfahren von Glanz u. Büchler (1983) operierten Hüftgelenke zeigten einen Verschluß der verlagerten A. circumflexa ilium profunda. Weiterhin ließ sich keine Zirkulation in den beiden Gefäßstielen nachweisen, bei denen wegen gleichseitiger früherer Beckenspanentnahme eine mikrovaskuläre Anastomose zur A. und V. circumflexa femoris lateralis hergestellt werden mußte. Hier war der gefäßgestielte Beckenspan von der gegenüberliegenden Beckenseite gehoben worden. In diesen Fällen wurde natürlich die Angiographie der A. circumflexa femoris lateralis vorgenommen, da der arterielle Teil des Gefäßstiels an diesem Gefäß durch Mikroanastomose angeschlossen worden war. Dem letzten Fall der nicht gegebenen Zirkulation ließen sich keine Auffälligkeiten zuordnen. Zweimal war bei den Versagensfällen eine Umstellungsosteotomie ausgeführt worden. Eine ausreichende Kontrastierung der verlagerten A. circumflexa ilium profunda konnte in allen Fällen nur erreicht werden, wenn der Katheter superselektiv in den Ursprung des Gefäßes plaziert wurde (s. Abb. 52–54).

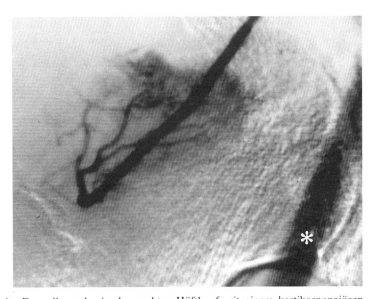

Abb. 23. Angiographische Darstellung der in den rechten Hüftkopf mit einem kortikospongiösen Beckenspan verlagerten A. circumflexa ilium profunda. Der Angiographiekatheter wurde direkt in den Ursprung des Gefäßes plaziert. Der Stern markiert den retrograden Kontrastmittelabfluß über die A. femoralis (elektronisch subtrahierte Aufnahme)

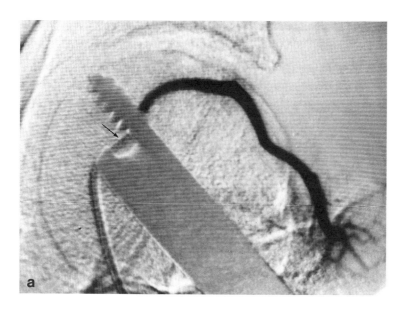

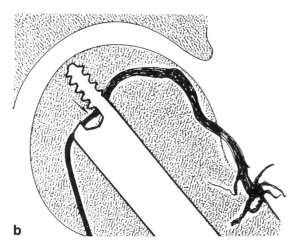

Abb. 24a, b. Osteosynthetisch versorgte Schenkelhalspseudarthrose mit implantiertem kortikospongiösen Beckenspan, welcher durch die angiographisch dargestellte A. circumflexa ilium profunda versorgt wird. Ende des Katheters (→). **a** Angiographie, **b** Schema

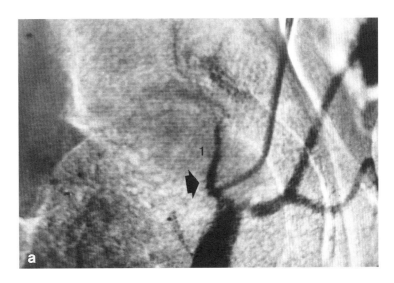

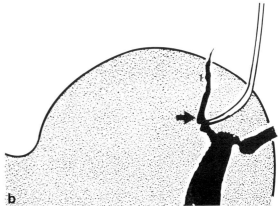

Abb. 25a, b. Vollkommener Kontrastmittelstopp in der in den rechten Hüftkopf verlagerten A. circumflexa ilium profunda (*1*) ca. 4 cm nach ihrem Ursprung; Katheterende (⇒). **a** Angiographie, **b** Schema. (Aus Schwetlick et al. 1987a)

Tabelle 6. Zusammenstellung der postoperativen Angiographien der mit dem autologen heterotopen Transplantat in den Hüftkopf verlagerten A. circumflexa ilium profunda (+ ja oder gegeben, ø nein oder nicht gegeben)

	Alter zum Zeitpunkt der Untersuchung (in Jahren und Monaten)	Geschlecht	Seite	Darstellung der verlagerten A. circumflexa ilium profunda	Funktionsangiographien	Perfusionsänderungen in unterschiedlichen Hüftgelenkfunktionsstellungen	Darstellung des venösen Kontrastmittelabflusses	Abfluß über verlagerte V. circumflexa ilium profunda	Abfluß über hüftkopf-drainierendes venöses System
1	29,5	♀	R	+	+	ø	+	ø	+
2	29,6	♂	L	ø					
3	31,3	♂	L	+	+	ø	+	ø	+
4	34,0	♂	R	+	+	ø	+	+	+
5	33,10	♂	L	+	+	+	+	ø	+
6	34,10	♂	R	+	+	ø	+	ø	+
7	37,4	♂	R	+	+	ø	+	+	+
8	35,11	♂	L	ø					
9	36,0	♂	R	+	+	ø	+	ø	+
10	38,3	♂	L	+	+	ø	+	+	+
11	38,0	♂	R	+	+	ø	ø		
12	44,9	♂	L	+	ø		+	ø	+
13	47,4	♂	R						
14	44,5	♂	L	ø					
15	44,7	♂	R	+	ø		ø		
16	44,9	♂	R	+	+	ø	+	ø	+
17	45,4	♂	R	+	+	ø	+	+	+
18	42,9	♂	R	+	+	+	+	+	+
19	42,3	♂	L	+	ø		+	+	+
20	39,0	♂	L	+	+	ø	+	+	ø
21	38,8	♂	L	+	+	ø	+	+	ø
22	21,11	♂	L	+	+	ø	+	ø	+
23	26,6	♂	L	+	ø		+	ø	+
24	26,7	♂	L	+	+	+	+	+	ø
25	34,5	♂	R	+	ø		+	ø	+
26	47,1	♂	R	+	+	+			

4.6 Angiographischer Nachweis von Zirkulationsveränderungen in den die autologen, heterotopen Transplantate versorgenden Gefäßen bei unterschiedlichen Hüftgelenkstellungen

In 17 Fällen wurden Angiographien des arteriellen Schenkels des Gefäßstiels (A. circumflexa ilium profunda) bei unterschiedlichen Funktionsstellungen des Hüftgelenks durchgeführt. Dabei kam es 4mal zu Zirkulationsstörungen in der verlagerten A. circumflexa ilium profunda.

In 2 Fällen wurden diese Zirkulationsstörungen durch lateral des Pfannendachs liegende heterotope Ossifikationen ausgelöst (s. Abb. 51a).

In den beiden anderen Fällen ließen sich die Zirkulationsstörungen durch normale, schmerzfreie Bewegungsausmaße auslösen. So bestand z. B. in einem Fall (Fall Nr. 18 der Tabelle 6) in Neutral-Null-Stellung des rechten Hüftgelenks eine vollkommene freie Zirkulation in der verlagerten A. circumflexa ilium profunda (Abb. 26). Bei Überführung des Gelenks in eine Abduktion von 20° und Flexion von 75° kam es zu einer filiformen Stenosierung der A. circumflexa ilium profunda (Abb. 27a, b), bei Ausführung einer zusätzlichen Rotationsbewegung stellte sich ein kompletter Kontrastmittelstopp ein (Abb. 28a, b). Alle durch unterschiedliche Bewegungsausmaße des Hüftgelenks hervorgerufenen Zirkulationsstörungen waren reversibel. In einem der Fälle (Fall Nr. 24 der Tabelle 6) mit Zirkulationsstörungen bei unterschiedlichen Funktionsstellungen des Hüftgelenks war der kortikospongiöse Span mit einer Schraube im Schenkelhals fixiert worden. Nur durch diese Maßnahme ließ sich der Span ausreichend im Transplantatlager fixieren. Ein Zusammenhang zwischen den Zirkulationsstörungen und diesem Osteosynthesematerial war nicht feststellbar. Weiterhin konnte in 7 Fällen durch eine veränderte Funktionsstellung des

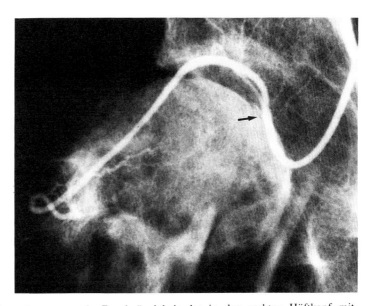

Abb. 26. In Neutralstellung hervorragende Durchgängigkeit der in den rechten Hüftkopf mitanhängendem kortikospongiösen Beckenspan verlagerten A. circumflexa ilium profunda. Der Pfeil deutet auf das Ende des Katheters

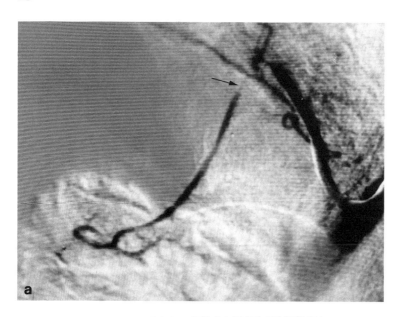

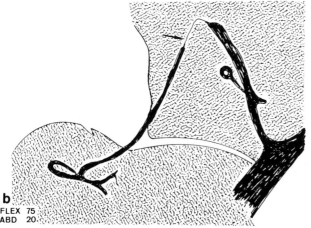

Abb. 27a, b. Gleiches Gefäß wie in Abb. 26. Bei Flexion von 75° und Abduktion von 20° stellt sich im Bereich der in den rechten Hüftkopf verlagerten A. circumflexa ilium profunda eine filiforme Stenosierung ein (→). **a** Angiographie, **b** Schema (elektronische Subtraktion)

Hüftgelenks während der Angiographie die Darstellung der Endausläufer der verlagerten A. circumflexa ilium profunda verbessert werden. Dieses wurde durch die Reduzierung von Überlagerungseffekten erreicht (Abb. 29, 30).

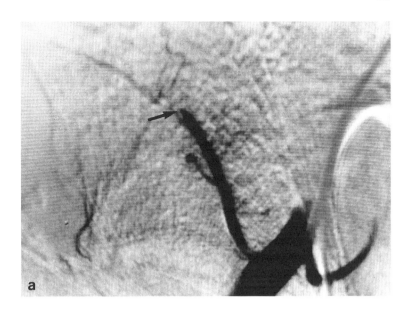

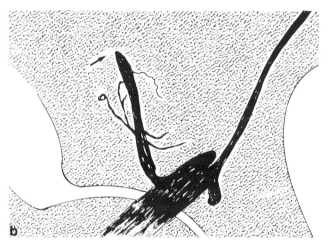

Abb. 28 a, b. Gleiches Gefäß wie in Abb. 26 und 27. Bei zusätzlicher Innenrotation vollkommene reversible Zirkulationsstörung in der verlagerten A. circumflexa ilium profunda. **a** Angiographie, **b** Schema

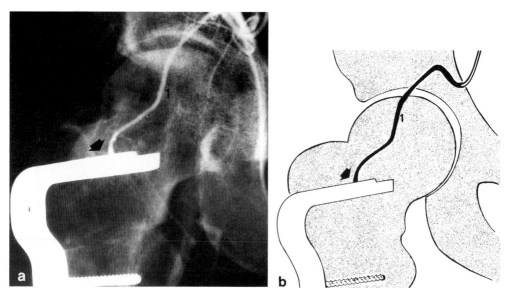

Abb. 29a, b. Unzureichende angiographische Darstellung der mit kortikospongiösem Beckenspan in den rechten Hüftkopf verlagerten A. circumflexa ilium profunda (*1*). Das Ende des Gefäßes ist durch die Klinge (➡) der 90°-Winkelplatte abgedeckt. **a** Angiographie, **b** Schema

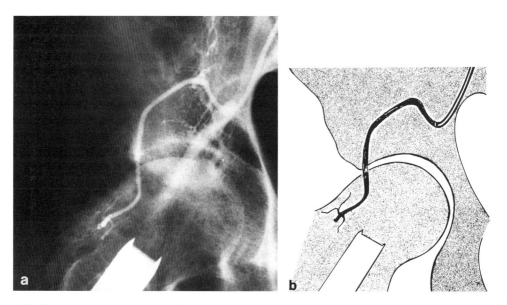

Abb. 30a, b. Erst durch Flexion, Abspreizung und Außenrotation können die in Abb. 29a nicht dargestellten Ausläufer der verlagerten A. circumflexa ilium profunda sichtbar gemacht werden. **a** Angiographie, **b** Schema

4.7 Die venösen Abflußwege der autologen, heterotopen Transplantate im Hüftkopf

Durch Serienangiogramme bei der postoperativen Überprüfung der durch die A. circumflexa ilium profunda perfundierten Späne wurde angestrebt, sowohl die arterielle als auch die venöse Phase darzustellen (Abb. 31, 32, 54).

Bei den Angiographien mit keiner Kontrastierung oder vollkommenem Kontrastmittelstopp in der verlagerten A. circumflexa ilium profunda war keine Aussage über venöse Abflußverhältnisse zu erwarten.

In 19 Fällen (s. Tabelle 6) konnten die venösen Abflußverhältnisse aus der in das proximale Femurende verlagerten A. circumflexa ilium profunda dargestellt werden.

Dabei kontrastierte sich 10mal ein Abfluß allein über das hüftkopfdrainierende venöse System, die V. circumflexa femoris lateralis und medialis; 3mal kontrastierte sich ein venöser Abfluß allein über die V. circumflexa ilium profunda und in 6 Fällen war ein kombinierter Abfluß über die V. circumflexa femoris medialis, V. circumflexa femoris latralis und die verlagerte V. circumflexa ilium profunda vorhanden. In 2 Fällen (Fall Nr. 1 und Fall Nr. 23 der Tabelle 6) war zusätzlich noch ein ausgeprägter Kontrastmittelabfluß aus dem gefäßgestielten Span in die V. glutaea superior nachweisbar. Ausgeprägte hypervaskularisierte Areale im Spanlagergebiet bestanden 2mal (Fall Nr. 4 und Fall Nr. 7 der Tabelle 6).

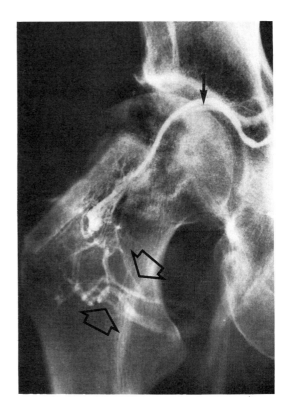

Abb. 31. Kontrastmittelabtransport des in den rechten Hüftkopf verlagerten heterotopen gefäßgestielten Transplantats sowohl über die Vv. circumflexae femoris (⇒), als auch über die mitverlagerte V. circumflexa ilium profunda (→). Das Spanlagergebiet ist hypervaskularisiert erkennbar

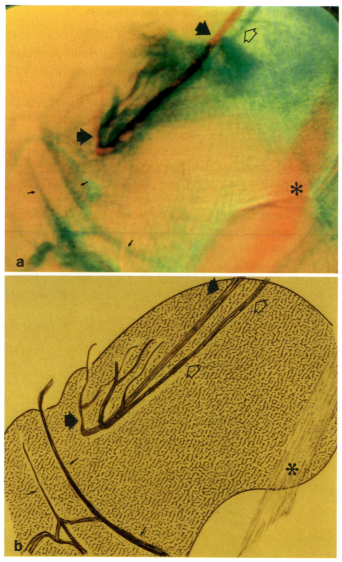

Abb. 32a, b. Superselektive elektronische Subtraktionsangiographie der in den rechten Hüftkopf verlagerten A. circumflexa ilium profunda: (⇒), V. circumflexa ilium profunda (⇒), A. femoralis (*), Vv. circumflexa femoris (→), rot entspricht der arteriellen, grün der venösen Phase (Farbsubtraktion mit Differenzbild). **a** Angiographie, **b** Schema

4.8 Ergebnisse der tierexperimentellen Untersuchungen

Ein Tier starb während des operativen Eingriffs durch einen Tubusdefekt mit nachfolgender Aspiration. Von 40 gefäßgestielten Spänen zeigten sich 37 bei der Entnahme und folgenden histologischen Untersuchung vital und durchblutet. Das Operationsgebiet eines Spans war septisch geworden und wurde nicht weiter bearbeitet. Die bakteriologische Untersuchung ergab eine Kontamination mit Staphylococcus aureus. Zu einer Dislokation von Spänen kam es 3mal. Die nicht verwertbaren Späne wurden durch Nachoperationen ersetzt.

4.8.1 Histologie der explantierten Beckenspäne und der angelagerten Spongiosa einschließlich Tetrazyklinmarkierung

Insgesamt kamen 740 histologische Schnitte zur Auswertung.

Die Darstellung des Untersuchungsergebnisses erfolgt in chronologischer Reihenfolge der Präparatliegedauer. Die Applikation der Tetrazykline zur Knochenmarkierung ist der Tabelle 7 zu entnehmen.

Tabelle 7. Liste der Späne, bei denen Tetrazyklin verabreicht wurde, sowie Entnahmezeitpunkt; *X* gegebene Markierung, *0* nicht vorhandene Markierung in der angelagerten Spongiosa

Span-nummer	2	4	6	8
59B	x			
59A	x			
56B	0			
56A	x			
44B		x		
44A		x		
42B		x		
42A		x		
12B			x	
12A			x	
9B			x	
9A			x	
7B				x
7A				x
6B				0
6A				x
	2	4	6	8 Wochen nach Entnahme

1. Woche

Die histologischen Untersuchungen am Ende der 1. Woche ergaben in der Regel in der angelagerten Spongiosa ausgedehnte Hämorrhagien bei überwiegend nekrobiotischem Knochenmark. Weiterhin ließen sich, methodisch bedingt, frakturierte Knochenbälkchen nachweisen (Abb. 33).

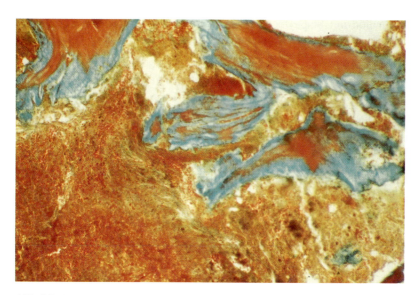

Abb. 33. Angelagerte Spongiosa mit massiv eingebluteten Markräumen und frakturierten Knochenbälkchen (1. Woche); Goldner-Färbung, Vergr. 147 : 1

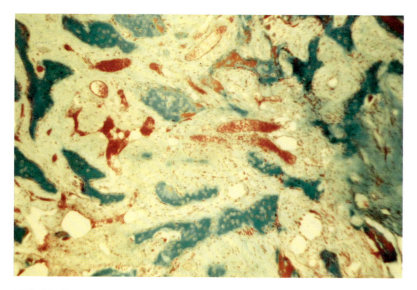

Abb. 34. Grenzzonenbereich Span (*links*) – angelagerte Spongiosa (*rechts*) mit Knochenneubildung (grüne Knochenbälkchen). Die ausgedehnte Vaskularisation ist an den hyperämisierten Gefäßen erkenntlich (2. Woche): Goldner-Färbung, Vergr. 63 : 1

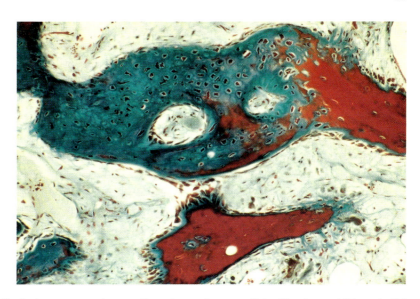

Abb. 35. Detailaufnahme aus angelagerter Spongiosa mit ausgeprägter Knochenneubildung (*grün*) an originäre Knochenbälkchen (*rot*); z. T. polar ausgerichtete endostale Osteoblastenlagen (2. Woche); Goldner-Färbung, Vergr. 147 : 1

2. Woche
Die überwiegende Mehrzahl der Präparate zeigte im Grenzzonenbereich Span – angelagerte Spongiosa eine granulierende und beginnende fibrosierende Entzündung mit Osteoklasie und initialen, aber teilweise schon ausgerichteten endostalen Osteoblasten (Abb. 35). Neugebildete desmal ossifizierende Knochenbälkchen waren gelegentlich ebenfalls sichtbar.

In der Grenzzone Span – angelagerte Spongiosa ließ sich zu diesem Zeitpunkt eine ausgedehnte Vaskularisation mit massiv sinusoidartig erweiterten, teilweise blutreichen Kapillaren nachweisen (Abb. 34). Erweiterte hyperämische Gefäße waren die Regel. Herdförmige Hämosiderinablagerungen waren in einigen Präparaten nachweisbar. Fluoreszenzmikroskopisch ließ sich eine schwache Tetrazyklinmarkierung nachweisen. In einem anderen Fall war keine Markierung in der angelagerten Spongiosa nachweisbar (s. Tabelle 7, Span 56 B).

4. Woche
Nach diesem Zeitabschnitt zeigten sich in der Spongiosa locker fibrosierte Markräume mit einsprossenden, z. T. hyperämischen Gefäßen. Teilweise ließ sich eine ausgeprägte endostale Knochenneubildung an den schmalen Knochenbälkchen, erkenntlich an polar ausgerichteten Osteoblasten, nachweisen. Ebenfalls waren verzweigte Faserknochenbälkchen desmaler Ossifikation sowie Kollagenfaserzüge sichtbar. Die Knochenneubildung war in der Grenzzone Span – angelagerte Spongiosa ausgeprägter als in den peripheren Bezirken (Abb. 36–38).

Die vaskularisierten Knochenspäne zeigten unauffällig regelhaftes Knochengewebe und Markräume.

In 2 Präparaten fand sich um Fremdmaterial eine umschriebene Fremdkörperreaktion mit Histiozyten und Riesenzellen.

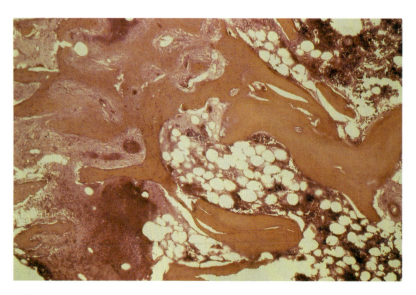

Abb. 36. Grenzzone gefäßgestielter spanangelagerter Spongiosa. Ausgeprägte Knochenneubildung in der angelagerten Spongiosa bei vitalem Span. Blutbildungsherde (4. Woche); HE-Färbung, Vergr. 63 : 1

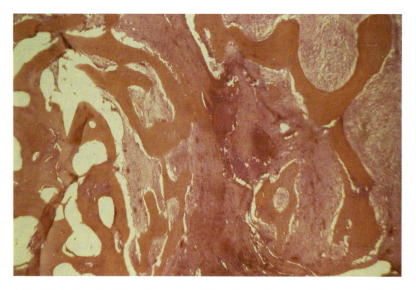

Abb. 37. Linksseitig Markräume des gefäßgestielten Spans, zur Grenzzone hin fibrosiert. Rechtsseitig fibrosierte Markräume der angelagerten Spongiosa. Beginnende Knochenneubildung (4. Woche); HE-Färbung, Vergr. 58 : 1

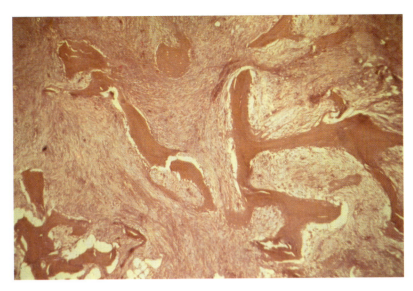

Abb. 38. Ausgeprägte Knochenneubildung im Bereich der angelagerten Spongiosa sowie verzweigte Faserknochenbälkchen mit desmaler Ossifikation. Markräume wechselnd dicht fibrosiert (4. Woche; HE-Färbung, Vergr. 50:1

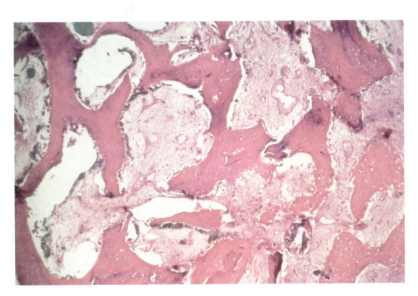

Abb. 39. Neugebildete Spongiosa in den angelagerten Bezirken. Linksseitig endostal Osteoblasten (6. Woche); HE-Färbung, Vergr. 25:1

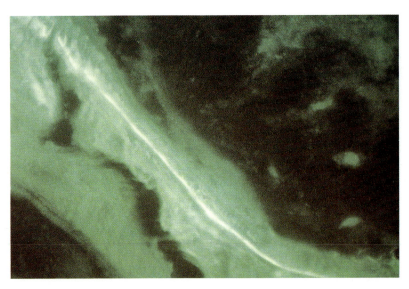

Abb. 40. Spongiosabälkchen mit Tetrazyklinmarkierungslinie und außenseitig neue angelagerten Knochenstrukturen. (4. Woche); Fluoreszenzmikroskopie

Die Fluoreszenzmikroskopie ergab nach diesem Zeitraum deutliche Markierungslinien im Bereich von angelagerten Knochenstrukturen (Abb. 40, 41).

6. Woche
Neu gebildete und alte originäre Spongiosa stellten sich in den angelagerten Bezirken nebeneinander liegend dar. Insgesamt ergab sich ein verstärkt umgebautes, spongiöses Knochengewebe mit endostalen Osteoblastensäumen und Osteoidneubildung gegenüber den Veränderungen wie sie bei den vierwöchigen Präparaten (Abb. 39) gefunden wurden.

Hämopoeseherde waren in der Spongiosa nachweisbar. Ebenfalls deutlicher Nachweis von neugebildeten Knochen außerhalb der Markierungslinien in der Fluoreszenzmikroskopie als Ausdruck des stattgehabten Knochenanbaus nach dem Zeitpunkt der Tetrazyklinmarkierung (Abb. 42).

8. Woche
Es ließ sich kein grundsätzlicher Unterschied zur Sechs-Wochen-Gruppe feststellen. In einigen Präparaten noch bindegewebiges und knöchernes Callusgewebe. Fluoreszenzmikroskopisch ebenfalls Markierungen wie in der sechsten Woche. In einer angelagerten Spongiosa war keine Tetrazyklinmarkierung nachweisbar (s. Tabelle 7, Span 6 B).

Zusammengefaßt ergaben die histologischen Untersuchungen, daß es vom gefäßgestielten Span ausgehend zu einer Organisation der angelagerten Spongiosa kommt. Zunächst war in allen Präparaten eine Nekrose der Knochenmarksräume und nachfolgend der Spongiosa nachweisbar. Dabei zeigte sich die desmale Ossifikation besser an der Grenzzone gefäßgestielter Span-angelagerte Spongiosa ausgebildet als in den weiter peripheren Arealen der angelagerten Spongiosa.

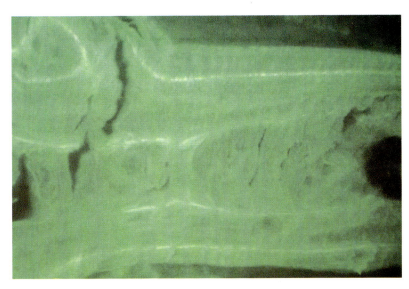

Abb. 41. Deutliche Markierungslinien mit neu angebautem Knochen (außenseitig angelagert) in der Fluoreszenzmikroskopie (4. Woche)

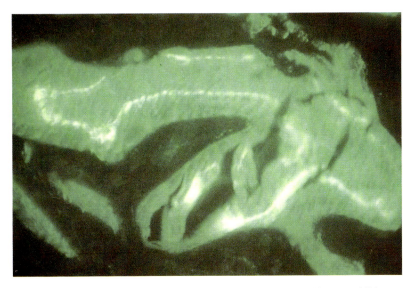

Abb. 42. Angelagertes Knochenmaterial mit deutlicher Markierung und außenseitig neugebildetem Knochen (6. Woche); Fluoreszenzmikroskopie

Ausgehend von der Spangrenze kommt es zunächst zum Einsprossen von Granulationsgewebe mit Gefäßen in die nekrotischen Markräume der angelagerten Spongiosa. Durch teilweise auch größere Gefäße kommt es somit zu einer zonalen Organisation der Markräume von der Grenzzone aus. Nach Herausbildung eines kollagenfaserreichen Bindegewebes mit guter Vaskularisation kommt es folgend ausgehend vom gefäßgestielten

Span zur Knochenneubildung, welche sich in zweifacher Weise vollzieht, sowohl mit endostaler Anlagerung an vorgegebene Spongiosa als auch durch desmale Ossifikation in den fibrotischen Markräumen (s. Abb. 34, 36).

Im Rahmen der Fluoreszenzmikroskopie der Tetrazyklinmarkierten Präparate konnten in den zwei, vier und achtwöchigen Präparaten sichere Markierungslinien mit anschließend neugebildeten und angelagerten Knochen nachgewiesen werden.

Nach Ablauf der ersten Woche zeigten sich lediglich schwache, nicht eindeutige Markierungslinien in den Präparaten.

Verglich man die Knochenneubildung nach 4 und 6 Wochen, so zeigten sich in den letzteren Fällen häufig breitere Knochensäume an die Tetrazyklinmarkierten spongiösen Knochenabschnitte (markraumwärts) angelagert.

4.8.2 Mikroangiographischer Nachweis der Revaskularisation der angelagerten Spongiosa

Präparate der 1. Woche
Es fand sich lediglich eine Gefäßdarstellung in den Spänen, jedoch nicht in der angelagerten Spongiosa (Tabelle 8, Span 39 A und Span 39 B).

Tabelle 8. Mikroangiographische Untersuchungen der gefäßgestielten kortikospongiösen Beckenspäne beim Schaf mit unterschiedlichem Entnahmezeitpunkt des Spans und der angelagerten Spongiosa; x gegebene, 0 nicht gegebene Gefäßdarstellung vom Span zur Spongiosa

Span	1	2	4	6	8
39B	0				
39A	0				
6B		x			
60A		x			
11B			x		
11A			x		
10B				x	
10A				x	
8B					x
8A					x

Kontrastmittelinjektion und Entnahmezeitpunkt in Wochen

Präparate der 2. Woche

Zarte Gefäßausläufer ließen sich, vom Span zur Spongiosa verlaufend, kontrastieren. Teilweise stark gewundene Gefäßformationen (Abb. 43). Es stellten sich deutlich weniger Gefäße als in den Mikroangiographien der 4. Woche dar.

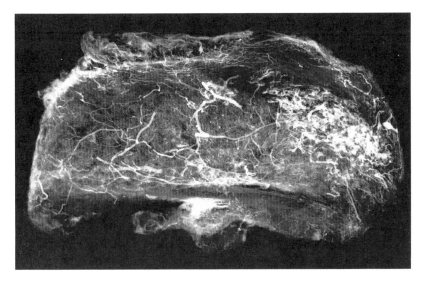

Abb. 43. Zarte Gefäßaussprossungen vom gefäßgestielten Span (*links*) zur angelagerten Spongiosa reichend (2. Woche); Mikroangiographie

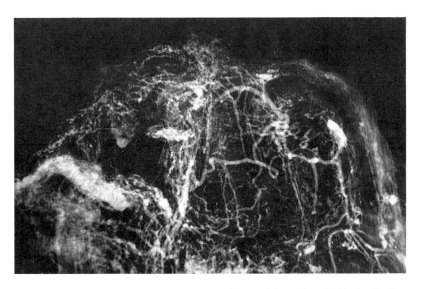

Abb. 44. Erhebliche Vaskularisation in der angelagerten Spongiosa auf der rechten Bildseite (4. Woche); Mikroangiographie

Präparate der 4. Woche
Ebenfalls Darstellung von Gefäßverbindungen vom Span zur Spongiosa. Alle Präparate zeigten die eingebrachte Spongiosa deutlich vaskularisiert (Abb. 44).

Präparate der 6. Woche
Es bestand eine deutliche Kontrastierung der intraossealen Gefäße vom gefäßgestielten Span zur angelagerten Spongiosa, wobei das Gefäßbild im Vergleich zur 2. Woche ruhiger erschien (Abb. 45).

Präparate der 8. Woche
Es zeigten sich in der Mikroangiographie Gefäße vom Span zum Spongiosalagerbett verlaufend. Kein grundlegender Unterschied zu den Präparaten der 6. Woche.

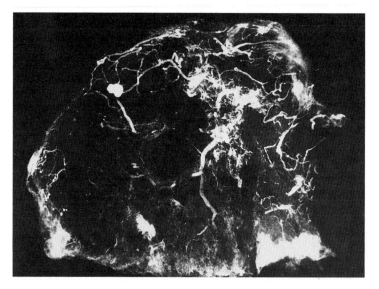

Abb. 45. Mikroangiographische kontrastreiche Gefäßdarstellung in angelagerten Spongiosa (*oben*) 6 Wochen postoperativ

5 Diskussion

5.1 Angiographien der extraossären hüftkopfernährenden Gefäße

Die präoperative angiographische Abklärung der extraossären hüftkopfernährenden Gefäße erlangt durch die Untersuchungsergebnisse von Hipp (1962) eine besondere Bedeutung. Eine gefäßgestielte Spaneinbringung erscheint u.a. dann besonders sinnvoll, wenn der R. profundus einschließlich des R. nutritius capitis distalis und die Rr. nutritii capitis proximales vollkommen oder zum Großteil verschlossen sind, da nach Hipp (1962) in diesen Fällen eine herkömmliche Spaneinbringung immer erfolglos ist.

Auch Heuck u. Lehner (1987) sind der Auffassung, daß bei nicht erhaltener oder eingeschränkter Gefäßversorgung des Caput femoris die Voraussetzungen für eine hüftkopferhaltende Operation im Sinne lediglich einer Spongiosaplombage ungünstig sind. Somit ist die präoperative Angiographie des Transplantatlagers nicht nur notwendig, um mögliche Gefäßanomalien angeborener oder evtl. traumatischer Art aufzudecken (Weiland 1981), welche Ganz u. Büchler (1983) im vorderen Schenkelhalsbereich vorgefunden haben.

In allen Fällen von Hüftkopfnekrose nach medialer Schenkelhalsfraktur stellten sich in unserem Untersuchungsgut Veränderungen des R. profundus der A. circumflexa femoris medialis dar. In 3 Fällen waren dabei die Rr. nutritii capitis proximales kontrastiert, jedoch immer mit auffälligem Befund, so daß eine Kombination von Gefäßveränderungen (Reiser et al. 1986) vorlag. Diese regelmäßig auftretenden, stenosierenden oder okkludierenden Gefäßveränderungen bei der posttraumatischen Hüftkopfnekrose werden von Heuck u. Lehner (1987) bestätigt. Rupp u. Grünberg (1975) fanden bei 2 posttraumatischen Hüftkopfnekrosen die Hüftkopfgefäße ebenfalls nur bis zum Schenkelhals nachweisbar. Lange u. Hipp (1960), die der Auffassung sind, daß die Angiographie zur prognostischen Beurteilung der Hüftkopfnekrose von großem Wert ist, konnten in 3 Fällen bei Hüftkopfnekrose nach medialer Schenkelhalsfraktur 2mal einen vollständigen Verschluß des R. profundus der A. circumflexa femoris medialis feststellen. Im anderen Fall waren die oberen Metaphysengefäße verschlossen, ein durchschnittliches laterales Epiphysengefäß war feststellbar. Dieses steht im Gegensatz zu Müssbichler (1970a), der bei posttraumatischen Hüftkopfnekrosen nach medialer Schenkelhalsfraktur nie die Rr. nutritii capitis proximales kontrastieren konnte. In unserem Untersuchungsgut war in Übereinstimmung mit Lange u. Hipp (1960) bei posttraumatischen Hüftkopfnekrosen nach medialer Schenkelhalsfraktur in einem Teil der Fälle die angiographische Darstellung der Rr. nutritii capitis proximales gegeben. Dabei kam es zur Darstellung dieser Gefäßausläufer bis zum Nekroseherd mit Verplumpungen einzelner Rami am Nekroseübergang, wie Hipp u. Glas (1987a) sie für die idiopathische Hüftkopfnekrose beschrieben haben (Abb. 46).

Reiser et al. (1986), die in 50% der posttraumatischen Nekrosen eine perinekrotische Hypervaskularisation beschreiben (nach Heuck u. Lehner in 70% vorhanden), fanden bei 3 ih-

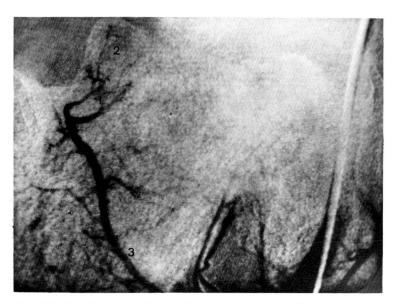

Abb. 46. Darstellung der Rr. nutritii capitis proximales (*1*) bis zum Nekroseherd mit den von Hipp u. Glas (1978b) beschriebenen Verplumpungen. Abfluß des Kontrastmittels in die von Reiser et al. (1986) beschriebenen perinekrotischen Hypervaskularisationszonen (*2*); (*3*) R. profundus der A. circumflexa femoris medialis des rechten Hüftgelenks. Die Aufnahme ist elektronisch subtrahiert

rer posttraumatischen Hüftkopfnekrosen einen zusätzlichen Verschluß der Rr. nutritii capitis distales. Dieses steht im Gegensatz zu den Ergebnissen von Müssbichler (1970a), der häufig eine Erweiterung der Rr. nutritii capitis distales sah. In unserem Untersuchungsgut zeigten sich die Rr. nutritii capitis distales bei durch mediale Schenkelhalsfraktur ausgelöster Hüftkopfnekrose in keinem Fall hypertrophiert oder erweitert. Dieses steht in Übereinstimmung mit Lange u. Hipp (1960). Rupp u. Grünberg (1975) haben keine Angaben über die Rr. nutritii capitis distales bei ihren Angiogrammen posttraumatischer Hüftkopfnekrosen gemacht.

Bei den nicht posttraumatisch bedingten Hüftkopfnekrosen fanden sich 7 Fälle mit unauffälligem Befund. Reiser et al. (1986) berichten über 4 Gefäßveränderungen bei 12 Fällen von idiopathischer Hüftkopfnekrose. Rupp u. Grünberg (1975) konnten bei 1 von 2 idiopathischen Hüftkopfnekrosen eine deutliche Gefäßarmut mit vermehrter Schlängelung im Hüftkopfbereich nachweisen. Die in unserem Untersuchungsgut festgestellten Veränderungen wie Abbruch oder Kalibersprung des R. profundus der A. circumflexa femoris medialis sowie hypoplastische oder abgebrochene Rr. nutritii capitis proximales stimmen mit den von Hipp (1968) beschriebenen Gefäßveränderungen überein. Wenn Gefäßabbrüche im R. profundus vorlagen, so waren diese doppelt so häufig im distalen Drittel des Gefäßes wie im mittleren Drittel lokalisiert. Stenosierungen sahen wir in unserem Untersuchungsgut eher im mittleren und distalen Gefäßabschnitt des R. profundus der A. circumflexa femoris medialis. Einen hypoplastischen R. profundus konnten wir deutlich seltener als Hipp (1966) feststellen, in 3 Fällen war sogar ein hyperplastischer R. profundus vorhanden. Unseres Erachtens ist dies möglicherweise auf die unterschiedliche Untersuchungstechnik der Übersichtsangiographie, wie sie auch Rodegerdts (1969) benutzt hat, und die selektive

Katheterangiographie zurückzuführen. Aber auch die Anzahl der Rr. nutritii proximales kann reduziert sein. Es stellten sich Rr. nutritii bis zum Nekroseherd dar, die am Übergang Verplumpungen zeigten, wie von Hipp u. Glas (1987b) mitgeteilt (s. Abb. 46), welche in eine Hypervaskularisationszone übergingen. Bohr u. Heerfordt (1977) schlossen aufgrund autoradiographischer Untersuchungen auf eine Hyperämie in dieser Zone. Theron (1977) führte aus, daß bei nicht pathologisch veränderten Hüftgelenken eine retrograde Füllung der A. glutaea superior nicht gesehen wird und schätzt die Rolle der A. glutaea inferior für die Gefäßversorgung des Femurs nur bei Verschluß der Kapselarterien als wichtig ein. Die A. glutaea superior sei eine weitere Quelle für die Revaskularisation nekrotischer Areale bei Verlegung der A. circumflexa femoris medialis. Wir konnten allerdings in einem Fall ohne pathologischen Hüftgelenkbefund eine Anastomose der A. circumflexa lateralis zur A. glutaea superior feststellen. Dieses stimmt mit stereoskopisch ausgewerteten Präparatangiographien von Olovson (1941) überein, der die relativ häufigen Verbindungen der A. glutaea superior zur A. circumflexa femoris lateralis aufgezeigt hat. Auffällig war in unserem Untersuchungsgut, daß die Anastomosenbildung der A. circumflexa femoris lateralis zur A. glutaea superior etwa gleich häufig auf die röntgenologischen Stadien II und III verteilt waren, während die Anastomosenbildung der A. circumflexa femoris medialis zur A. glutaea inferior deutlich im röntgenologischen Stadium II (Ficat 1980) bevorzugt vorkam. Hypertrophische Rr. nutritii capitis distales als Zeichen des Revaskularisationsprozesses fanden sich bis auf eine Ausnahme im Stadium III, also der röntgenologisch schon weiter fortgeschrittenen Nekrose. In keinem Fall konnten wir eine Kontrastierung der Rr. nutritii capitis proximales durch die A. circumflexa femoris lateralis sehen, wie sie Brünner et al. (1967) in einem Fall nach medialer Schenkelhalsfraktur ohne Hüftkopfnekrose fanden. Die Auffassung von Lange u. Hipp (1960), daß die Gefäße des Lig. teres (s. Abb. 4) meist unter der Größe der angiographischen Darstellbarkeit liegen, können wir bestätigen. Dieses stimmt auch mit den Angaben von Müssbichler (1970b) überein. Wertheimer u. Lopes (1971) sahen bei 2/3 der Gefäße des Lig. teres einen Durchmesser in Präparaten von unter 200 μm. Insgesamt ergaben unsere angiographischen Untersuchungen, daß die selektive Angiographie eine besondere Beurteilung der kleineren Gefäße des Hüftgelenks erlaubt. Diese Auffassung wird von Camargo (1984) geteilt. Insbesondere wegen falsch positiver Befunde (Heuck u. Lehner 1987) ist die globale Hüftangiographie verlassen worden. Bei Anwendung unserer Technik erscheint die Ablehnung der Angiographie durch Forgon et al. (1966) nicht mehr gerechtfertigt, da es zu keiner Füllung von zahlreichen, um das Hüftgelenk lokalisierten Weichteilarterien kommt, welche in höchstem Maß für die Beurteilung störend sind. Die Aussage von Ganz u. Jakob (1980), daß die Angiographie in der präoperativen Diagnostik aus technischen Gründen mit einer hohen Fehlerquote belastet ist, wird durch unsere Untersuchungsergebnisse nicht gestützt. Durch die Darstellung der extraossären, hüftkopfernährenden Gefäße sind die Bedenken von Nigst (1964) ausgeräumt, da auch durch den Einsatz der Subtraktion der Aussage von Graf u. Werner (1960), daß sich meistens die Retinakulaarterien nicht darstellen oder aufgrund ihres kleinen Kalibers gegen den kontrastreichen Knochen nicht abheben würden, nicht zuzustimmen ist. Auch Oide (1979) konnte durch selektive Techniken Veränderungen an den retinakulären Arterien diagnostizieren.

Zur Darstellung des gesamten Gefäßsystems ist die Angiographie notwendig (Hipp u. Glas 1987b). Nur durch die serienmäßige Erfassung des Kontrastmitteldurchflusses gelingt die Darstellung sämtlicher Gefäße, der Arterien und der Venen. Dieses kann die alleinige Phlebographie nicht leisten (Hipp u. Glas 1987b). Diese Tatsache ist aber um so bedeutsamer, da nach Mizuno u. Matumoto (1969) von der Konfiguration der venösen Strukturen des proximalen Femurs nicht zwangsläufig auf das Ausmaß der Blutzufuhr zu schließen und die Interpretation von Phlebogrammen in dieser Region mit Gefahren verbunden ist. Bezüglich der technischen Vorgehensweise fanden wir allerdings die Kathetermethode im Gegensatz zur retrograden Injektion von Kontrastmittel nicht umständlich (Hipp 1966) und haben bei Anlage eines postoperativen Druckverbandes auch keine häufigeren Hämatombildungen gesehen (Hipp 1962). Komplikationen bei den arteriographischen Untersuchungen der Hüftgelenkgefäße, wie von Müssbichler (1970b) und Rupp u. Grünberg (1975) mitgeteilt, traten bei unserem Patientengut nicht auf.

5.2 Angiographie der extraossären Hüftkopfgefäße bei unterschiedlicher Gelenkstellung

Die von uns vorgenommenen Angiographien der extraossären, hüftkopfernährenden Gefäße, insbesondere der nach den Untersuchungen von Trueta (1968) wichtigen A. circumflexa femoris medialis wurden durch die Untersuchungen von Nicholson et al. (1954) angeregt. Die Autoren nahmen bei 14 kindlichen Leichen Kontrastmittelinjektionen vor und konnten in der sog. Froschstellung mit annähernd 90° Flexion, 90° Abduktion und Außenrotation des Hüftgelenks Füllungsdefekte besonders der A. circumflexa femoris medialis und lateralis sowie der A. profunda femoris feststellen. Auch in Abspreizung und Innenrotation des Hüftgelenks ließen sich Füllungsdefekte nachweisen. Law et al. (1982) fanden bei ihren experimentellen Untersuchungen mit radioaktiven Microspheres durch Hüftgelenkabduktion bei Hunden einen signifikant abnehmenden Blutfluß in der Femurkopfepiphyse. Direkt nach Rücknahme der ausgeprägten Abduktion ließ sich eine reaktive Hyperämie nachweisen. Die Autoren folgerten aus ihren Untersuchungen, daß bei kindlicher Hüftluxation keine Immobilisation in extremer Abspreizung vorgenommen werden sollte. Den Zusammenhang zwischen Hüftkopfstellung und Blutversorgung durch das Lig. teres konnte Smith (1959) aufzeigen. Im Rahmen verschiedener operativer Verfahren mit Kontinuitätstrennung Kopf-Hals konnten 42 Hüftköpfe in situ mit Blutung aus der Spongiosa beobachtet werden. Anhand von 8 Hüftköpfen mit ausreichendem Blutaustritt konnte Smith (1959) nachweisen, daß es sowohl bei anteriorer als auch posteriorer Rotation des Kopffragments zu einem Sistieren der aktiven Blutung kam. Die Valgusposition führte ebenfalls zu einem Zirkulationsstopp. Henard u. Calandruccio (1970) lösten bei nicht ausgewachsenen Hunden avaskuläre Nekrosen des Femurkopfes durch eine Hüftgelenkstellung in Abduktion, Extension und Innenrotation aus und konnten eine Zeitabhängigkeit bei der Entstehung einer Femurkopfnekrose in dieser Stellung nachweisen. Unterhalb von 4 h in der oben genannten Hüftgelenkstellung stellten sich keine, oberhalb von 6 h stellten sich Femurkopfnekrosen ein. Nach Henard u. Calandruccio (1970) sollten ihre experimentellen Ergebnisse in der Therapie der Luxationshüfte berücksichtigt werden. Schoenecker et al. (1978) untersuchten im Tierexperiment ebenfalls den Effekt der Immobilisationsposition für die Epiphysendurchblutung des Femurkopfes. Nach Implantation einer Platinelektrode in den Femurkopf wurden mittels der Hydrogenauswaschmethode quantitative Messungen des Blutflusses im Femurkopf bei Hunden in unterschiedlichen Hüftgelenkstellungen vorgenommen. Diese Untersuchungen ergaben, daß der Blutfluß bei der ausgeprägten Abduktionsstellung und der endgradigen Innenrotationsstellung gegenüber der entspannten

Abduktionsstellung herabgesetzt ist. Die Untersucher sahen ihre Ergebnisse als Bestätigung der Ansicht, daß die forcierte Lange- oder Lorenz-Position zur Immobilisation ein erhöhtes Risiko der Ischämie des Femurkopfes beinhaltet. Die Immobilisation in Flexion ergab bei experimenteller Hüftdyplasie bei Hunden nach Schoenecker et al. (1984) die höchste Blutzirkulationsrate im Femurkopf. Calvert et al. (1984) lösten bei 6 Wochen alten Kaninchen avaskuläre Femurkopfnekrosen durch 24stündige Fixation des Hüftgelenks in Beugung, Abduktion und Innenrotation aus. Allerdings konnte im Rahmen von Perfusionsstudien der Ort der Perfusionsstörung nicht eindeutig festgelegt werden. Fehlende Tetrazyklinfluoreszenz war in den Femkopfepiphysen aller Tiere mit fixiertem Hüftgelenk nachzuweisen. Zusätzlich zur Ischämie im Femurkopf fanden die Autoren eine Ischämie der Hüftgelenkkapsel und der kurzen Rotatoren. Dieses unterstützt nach Calvert et al. (1984) die Auffassung, daß bei extremen Positionen der Hüftgelenkimmobilisation eine extrakapsuläre Obstruktion des Blutflusses auftritt. Im Zusammenhang mit diesen Ergebnissen sind die Untersuchungen von Chung (1976) an autoptischem Material bemerkenswert. Der Autor hat festgestellt, daß bei der Latexperfusion der Hüftgelenkgefäße ein leichter Abfluß des Mediums aus der Femoralarterie in die A. circumflexa femoris medialis und lateralis festzustellen war. An der Kapsel ließ sich aber oft eine Abflußbehinderung nachweisen, welche nach Chung (1976) auf eine mögliche Obstruktion auch bei Lebenden an dieser Stelle hinweist. Wingstrand et al. (1985) konnten eine eindeutige Beziehung zwischen dem intrakapsulären Druck des Hüftgelenks und der Hüftgelenkposition feststellen. So fanden die Autoren bei der Untersuchung von 14 Kindern mit vorübergehender Synovitis in Extension und Einwärtsrotation einen mittleren Druck von 26,6 kPa, während dieser bei 45° Flexion 2,3 kPa betrug. Andere experimentelle Untersuchungen mit der Tracer-Microsphere-Methode ergaben aber schon bei einer intraartikulären Druckerhöhung auf 6,6 kPa eine signifikante Minderung der Hüftkopfdurchblutung (Mischkowsky et al. 1979). Die Ergebnisse wurden von Calandruccio u. Anderson (1980) bestätigt, auch sie sahen im Rahmen experimenteller Untersuchungen bei Innenrotation eine Erhöhung des intraartikulären Druckes mit Perfusionsstörungen der Femurepiphyse. Die von Wingstrand et al. (1985) erhobenen Untersuchungsergebnisse wurden durch röntgenkinematographische Untersuchungen beim Menschen von Schwetlick (1976) verdeutlicht. Es stellte sich regelmäßig bei Innenrotation des Hüftgelenks, bedingt durch den Aufbau der Hüftgelenkkapsel sowie den Verlauf des Lig. iliofemorale, des Lig. ischiofemorale und des Lig. pubofemorale, röntgenkinematographisch eine gespannte Hüftgelenkkapsel mit Verschiebung des Kontrastmittels in die Gelenkpfanne (Inkongruenzsichel) dar. Die Überführung während einer Immobilisation von der Lorenz-Position in die Lange-Position kann aus den oben genannten Gründen mit Gefahren verbunden sein (Schwetlick 1976). Aufgrund dieser röntgenkinematographischen Untersuchungen erscheint es folgerichtig, daß bei Hüftgelenktamponade durch Extension und Innenrotation ein deutlicher Anstieg des intrakapsulären Druckes ausgelöst werden kann, wogegen in Außenrotation und zunehmender Flexion ein Druckabfall sich nachweisen läßt (Strömquist et al. 1985). Nach Benninghoff u. Goerttler (1968) ist die Hüftgelenkkapsel am meisten entspannt, wenn der Oberschenkel etwas angehoben, nach außen geführt und auswärts gedreht ist. Somit erscheint die Mitteilung von Theron (1980) bemerkenswert, der durch unterschiedliche Hüftgelenkstellung eine verschieden starke Kontrastierung der hüftnahen Gefäße ausgelöst sah. So war es bei vorliegendem M. Perthes zu einer teilweisen Kontrastierung der oberen und unteren Kapselarterien bei 30° Hüftgelenkbeugung gekommen, wobei in Extension des Gelenks eine Obstruktion dieser Gefäße in einem Fall bestanden hatte. Salter et al. (1969) schätzen die Immobilisierung des Hüftgelenks in forcierter Abduktion als gefährlich ein. Batory (1982) ist der Auffassung, daß es während der Behandlung einer Luxatio coxae congenita in der Lorenz-Stellung zu einer Kompression der dorsolateralen Gefäße kommen kann. Die genannten Arbeiten mit den unterschiedlichsten Untersuchungsmethoden zeigen, daß es, bedingt durch unterschiedliche Hüftgelenkstellungen, zur Zirkulationsveränderung im Femurkopf kommen kann. Schon Müssbichler (1970b) hatte darauf hingewiesen, daß erst durch die Einführung von Kathetern im Gegensatz zu Punktionsnadeln die Möglichkeit gegeben ist, Angiogramme in unterschiedlichen Hüftgelenkstellungen vorzunehmen. Es waren jedoch anhand von Übersichtsangiographien lediglich Zirkulationsstörungen im R. profundus der A. circumflexa femoris medialis bei 4 Fällen von Schenkelhalspseudarthrose in Verbindung mit einer Außenrotation des Hüftgelenks nachweisbar (Müssbichler 1970a).

Die im Rahmen unserer angiographischen Untersuchungen nachgewiesenen Zirkulationsstörungen traten jeweils bei endgradiger schmerzfreier Innenrotation, Abspreizung und leichter Flexion auf und waren alle reversibel. Betroffen war bemerkenswerterweise immer der R. profundus der A. circumflexa femoris medialis und nicht die Rr. nutritii capitis proximales. Diese von uns vorgenommenen Funktionsangiographien stützen die Angaben von Chung (1976). In den Bereichen, in denen sich angiographisch in unserem Untersuchungsgut Zirkulationsstörungen nachweisen ließen, besteht eine enge Beziehung des R. profundus zur Hüftgelenkkapsel (Trueta 1968); das Gefäß liegt aber extrakapsulär (Crock 1965). Die angiographisch nachgewiesenen Zirkulationsstörungen sind also nicht direkt durch die Kapseldurchtrittsstelle bedingt.

5.3 Angiographische Darstellung und operative Präparation der A. circumflexa ilium profunda

Bei der Durchführung unserer präoperativen angiographischen Untersuchungen ließen wir uns von der Aussage Taylors (1977b) leiten, daß das Unterlassen präoperativer Angiographien bei gefäßgestielten Gewebetransplantaten zu Fehlern und Versagen führt, da abnorme Gefäßverläufe nicht offensichtlich sind. Schon 1965 hatten Boyd u. Ault aufgrund ihrer Untersuchungen experimenteller Gefäßimplantationen in den Hüftkopf bei Hunden darauf hingewiesen, daß eine präoperative Angiographie ratsam ist, um bei der Variabilität der Gefäße einen Anhalt über die Arterienverläufe und damit das zu transplantierende Gefäß zu haben.

Über angiographische Darstellungen der A. circumflexa ilium profunda gibt es nur vereinzelte Mitteilungen. Huang et al. (1980) berichten über Leichenangiogramme der A. circumflexa ilium profunda. Taylor et al. (1979) nahmen bei 9 Verlagerungen von gefäßgestielten Beckenkammtransplantaten präoperative Angiographien vor. Für die Präparation des durch die A. circumflexa ilium profunda gebildeten Gefäßstiels erscheint insbesondere die Abgangshöhe des Gefäßes aus der A. iliaca externa bzw. A. femoralis bedeutsam. Aufgrund strahlenhygienischer Gründe (Einblendung auf das notwendige Areal) konnte bei den Auswertungen der Angiographien der A. circumflexa ilium profunda nicht auf den Verlauf des Leistenbandes zurückgegriffen werden, sondern es mußte als konstanter Bezugspunkt der Hüftgelenkspalt hinzugezogen werden. Hier ergab die Untersuchung eine deutliche Bevorzugung des tiefen Abgangs der A. circumflexa ilium profunda, welcher sich unterhalb des Hüftgelenkspalts projiziert. Durch die intraoperativen Präparationen konnte dann nachgewiesen werden, daß diese angiographischen Abgänge alle distal des Leistenbandes lagen. Dieses ist bemerkenswert, weil in der überwiegenden Zahl der Mitteilungen über die Ursprungsverhältnisse der A. circumflexa ilium profunda dieselbe aus der A. iliaca externa entspringt (Xunyuan u. Minxin 1986; Taylor et al. 1979). Auch in anatomischen Atlanten, Lehrbüchern und Schematazeichnungen geht die A. circumflexa ilium profunda oberhalb des Leistenbandes aus der A. iliaca externa ab (Sobotta u. Becher 1973; Weber 1960; Kopsch 1940). Bei Wachsmuth (1956) wird die A. circumflexa ilium profunda oberhalb des Leistenbandes aus der A. iliaca externa entspringend beschrieben, einer Zeichnung ist aber zu entnehmen, daß es auch distalere Abgänge aus der A. femoralis distal des Leistenbandes gibt. Interessanterweise beschreiben Leung u. Chow (1984) den Ursprung der A. circumflexa ilium profunda aus der A. iliaca externa, demonstrieren aber auf 2 arteriographischen Abbildungen nach Verlagerung der A. ilium profunda mit Span in das proximale Femur Ursprünge, welche sich in Höhe oder deutlich unterhalb des Hüftgelenkspalts projizieren, also Ursprünge, die in unserem Untersuchungsgut alle distal des Leistenbandes lagen. Auch die von Taylor et al. (1979) veröffentlichten 3 Übersichtsangiographien mit Darstellung der A. circumflexa ilium profunda zeigen eine Projektion derselben in allen Fällen deutlich unterhalb des Hüftgelenkspalts.

Das gleiche gilt für die von Dotter et al. (1978) veröffentlichte angiographische Abbildung sowie für eine Abbildung von Rupp u. Grünberg (1975). Bitter u. Danai (1983) sehen den Ursprung der A. circumflexa ilium profunda direkt unter dem Leistenband. Die in unserem Untersuchungsgut präparierten Ursprünge der A. circumflexa ilium profunda lagen nur ausnahmsweise, nämlich in 3 von 25 Fällen, oberhalb des Leistenbandes und entsprangen somit aus der A. iliaca externa. Dieses steht in einem gewissen Gegensatz zu einem Teil der oben zitierten Literatur. Angiographisch lagen in allen 3 Fällen Abgänge oberhalb des Hüftgelenkspalts, und zwar außerordentlich hohe Abgänge, jeweils mit mehr als 3 Bildzentimeter Distanz in der a.-p.-Strahlenrichtung, zur oberen Hüftgelenkspaltbegrenzung vor (Abb. 47). Bei den 3 weiteren, röntgenologisch sich oberhalb des Hüftgelenkspalts projizierenden Ursprüngen lagen intraoperativ ebenfalls Ursprünge distal des Leistenbandes vor. Somit fanden wir in unserem Untersuchungsgut, daß mit einem Ursprung der A. circumflexa ilium profunda oberhalb des Leistenbandes nicht gerechnet werden muß, wenn sich röntgenologisch der Ursprung des Gefäßes in Höhe oder unterhalb des Hüftgelenkspalts projiziert. Bestätigt werden unsere Ergebnisse der intraoperativen Präparationen und die aus der präoperativen Angiographie vermuteten Ursprungshöhen der A. circumflexa ilium profunda durch die Untersuchungsergebnisse von Huang et al. (1980). Die Autoren fanden bei der Aufarbeitung von 180 Präparaten der Leistenregion in lediglich 17,2 % einen Ursprung der A. circumflexa ilium profunda oberhalb des Leistenbandes. Die präoperativ erhobene Höhenlokalisation der Ursprungsverhältnisse der A. circumflexa ilium profunda erleichtert aber ganz wesentlich die intraoperative Präparation des arteriovenösen Gefäßbündels. Die in einem Fall festgestellte Anastomose der A. circumflexa ilium profunda zur A. circumflexa ilium superficialis deckt sich mit den Leichenuntersuchungen von Taylor et al. (1979). Die von Schmelzle (1986) mitgeteilte Gefäßvariante der A. circumflexa ilium profunda mit 2 kurzen Ursprüngen, die sich zu einem Hauptgefäß vereinigen, konnten wir nicht finden. Die Erfahrungen mit unserem Untersuchungsgut bestätigen die Auffassungen von Weiland et al. (1979), die ausgeführt haben, daß präoperative Angiographien des Spendergebietes bei gefäßgestielten Knochentransplantaten notwendig sind. Kleinert (1983) hat auf die generelle Notwendigkeit von präoperativen Angiogrammen bei gefäßgestielten

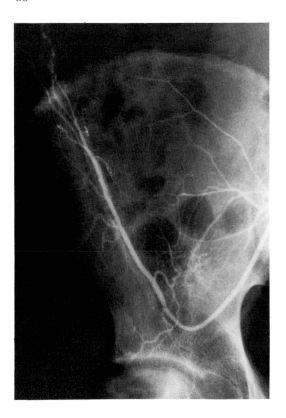

Abb. 47. Arteriographisch hoher Abgang der rechten A. circumflexa ilium profunda

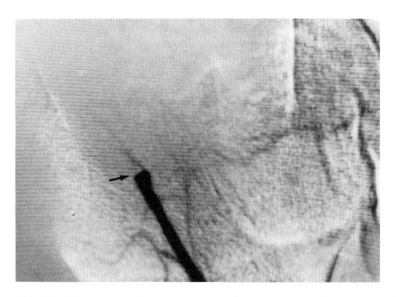

Abb. 48. Vollkommener Kontrastmittelstopp (→) im mittleren Drittel der rechten A. circumflexa ilium profunda (elektronisch subtrahierte Aufnahme)

Spänen hingewiesen. Es sollte weiterhin immer an die Möglichkeit von Gefäßanomalien oder traumatische Gefäßschädigung gedacht werden (Weiland 1981).

Huber et al. (1987) betonen, daß durch die Angiographie anatomische Variationen, deren Unkenntnis das Operationsergebnis gefährden, bereits präoperativ erkannt werden, die Operationsdauer verkürzt wird und die operativen Ergebnisse verbessert werden (Abb. 48). Unserer Erfahrung nach ist jedoch nur mit einer ausreichenden Kontrastierung der A. circumflexa ilium profunda mit ihren auch besonders im Beckenkammbereich wichtigen Gefäßausläufern bei einer Plazierung des Katheters direkt in den Ursprung des Gefäßes zu rechnen. Eine weitere Verdeutlichung der Gefäße im Beckenkammbereich erreichten wir durch die, außer in a.-p.-Strahlenrichtung, vorgenommene Angiographie bei um 30° kontralateral angehobenem Becken (s. Abb. 13).

Die von uns vorgenommenen intraoperativen Präparationen des durch die A. circumflexa ilium profunda und ihre Begleitvenen versorgten Beckenspans ließen sich in der von Taylor et al. (1979) sowie Ganz u. Büchler (1983) angegebenen Methode nach vorheriger angiographischer Abklärung der Gefäßverläufe durchführen. Der durch die A. circumflexa ilium profunda versorgte kortikospongiöse Beckenspan wurde von uns zur Revaskularisierung der gleichseitigen nekrotischen Hüftkopfareale gewählt. Dabei kommt der Vorteil von gefäßgestielten Spänen nach Puckett et al. (1979) gegenüber herkömmlichen Spänen gerade im transplantatschwachen Lager mit gestörter Zirkulation zum Tragen. Nach den Untersuchungen von Huang et al. (1980) handelt es sich bei der A. circumflexa ilium profunda um ein Gefäß mit einem erheblichen Durchmesser (im Mittel 2,78 mm); in jedem Fall kann mit der Durchblutung des vorderen Beckenkammareals durch die Arterie gerechnet werden (Sklarek u. Kaiser 1988) (Abb. 49). Dieses konnten wir intraoperativ bestätigen. In allen Fällen zeigten sich nach Loslösung des gefäßgestielten kortikospongiösen Beckenspans

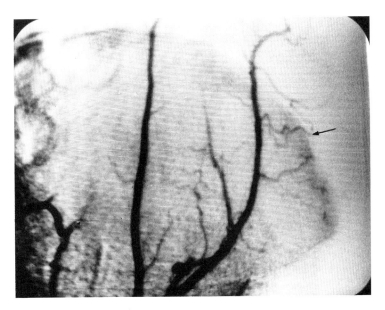

Abb. 49. Arterielles Übergangsgebiet (→) der Äste der A. circumflexa ilium profunda in das linke Os ilium (elektronisch subtrahierte Aufnahme)

Blutungen aus der Spongiosa. Dabei muß das Hebemanöver vorsichtig unter Schonung des inneren Periosts und der Verschiebeschicht unmittelbar auf der Knochenoberfläche (Xunyuan u. Minxin 1986) vorgenommen werden.

Eine Perforation des gefäßgestielten Knochenspans mit Bohrlöchern nahmen wir nicht weiter vor (Friedrich et al. 1987), da die Kortikalis in denjenigen Bereichen, in denen keine Verletzungsgefahr der A. circumflexa ilium profunda bestand, entfernt wurde. Eine von Bitter u. Danai (1983) mitgeteilte Varikose eines Gefäßstiels und damit Nichtdurchführbarkeit der Gefäßpräparation ließ sich in unserem Untersuchungsgut nicht finden. Die Länge des durch die A. circumflexa ilium profunda gebildeten Gefäßstiels, nach Leung u. Chow (1984) 7–10 cm, reichte in jedem Fall zur Verlagerung des Spans in den Hüftkopf aus.

Aufgrund dieser guten Versorgung zogen wir den durch die A. circumflexa ilium profunda versorgten Span den rein muskelgestielten Spänen, z. B. dem M.-glutaeus-medius-Span, vor (Venable u. Stuck 1946; Baksi 1983). Der von Judet (1962), Meyers et al. (1974) und Baksi (1983) verwandte, dorsal positionierte M.-quadratus-femoris-gestielte-Knochenspan (s. Abb. 6, 7) wurde von uns nicht gewählt, da bei der dorsalen Anlagerung des Spans u. a. durch die Kapselöffnung die dorsal liegenden, extraossären, hüftkopfernährenden Gefäße gefährdet sind. Hierdurch kann die Gefäßversorgung des Hüftkopfes reduziert werden (Calandruccio u. Anderson 1980). Auch Day et al. (1984) haben auf diese Gefahr aufmerksam gemacht. Dieses sollte aber gerade aufgrund der desolaten Gefäßversorgung bei der Hüftkopfnekrose unbedingt vermieden werden. Chacha (1984) hält es für nicht nachgewiesen, daß der M.-quadratus-femoris-Span ausreicht, ein großes Segment eines avaskulären Femurkopfes zu revaskularisieren. Der Vorteil des von uns verwandten, gefäßgestielten und durch die A. circumflexa ilium profunda versorgten Beckenspans gegenüber dem von Judet et al. (1981) angegebenen gefäßgestielten Fibulaspan ist u. E. darin begründet, daß bei gleichseitiger Verwendung des Beckenspans keine mikrovaskuläre Anastomose mit ihren Komplikationsmöglichkeiten hergestellt werden muß. Außerdem ist die dicke Kortikalis des Fibulaspans nicht gut geeignet, die Revaskularisierung des nekrotischen Hüftkopfes einzuleiten (Ganz u. Büchler 1983).

Die Methode von Hori et al. (1978) ist durch Schwierigkeiten bei der Präparation und durch Variationen der Gefäßanatomie im vorderen Schenkelhalsbereich belastet und stellt nach Ganz u. Büchler (1983) ein nicht in jedem Fall sicheres Verfahren zur Revaskularisierung des Hüftkopfes dar. Eine mikrovaskuläre Anastomose muß nur geschaffen werden, wenn die gleichseitige Entnahme des gefäßgestielten kortikospongiösen Spans nicht möglich ist. In diesem Fall wird der Span der anderen Beckenseite entnommen und der Gefäßstiel an die A. und V. circumflexa lateralis angeschlossen. Die Dauer der Ischämie zur Wiederherstellung der arteriellen und venösen Mikroanastomose führt nach den Untersuchungen von Berggren et al. (1982a) nicht zum Untergang von Osteozyten und Osteoblasten.

5.4 Postoperative Angiographien der mit dem gefäßgestielten Span in den Hüftkopf verlagerten A. circumflexa ilium profunda

Gefäßgestielte Knochenspäne bereiten bezüglich der Zirkulationskontrolle Probleme, da es sich um verborgene Transplantate handelt. Dieses ist durch die Tatsache bedingt, daß Hautveränderungen, die als Indikator für die Durchblutung des gesamten Lappens bei osteokutanen Lappen hinzugezogen und interpretiert werden können, bei gefäßgestielten Knochenspänen fehlen (Bitter et al. 1983). So werden eine Reihe von Methoden zum Durchblutungsnachweis von Knochentransplantaten angegeben. Schwarzenbach et al. (1987) halten die von ihnen experimentell eingesetzte Laser-Doppler-Flowmetrie hinsichtlich der Aussagekraft über Anastomosendurchgängigkeit und Perfusion des ganzen Transplantats für nur beschränkt aussagekräftig. Der Nachteil des Systems ist u. a. darin begründet, daß infolge der geringen Meßfläche und geringen Eindringtiefe des Laserstrahls das Gewebevolumen, in dem die Durchblutung gemessen wird, eine Größenordnung von lediglich 1 mm^3 hat. Damit ist nur eine ganz punktuelle Messung gegeben. Insgesamt ist es somit nicht möglich, aufgrund der punktuellen Messung der Laser-Doppler-Flowmetrie auf ein durchweg gut perfundiertes Transplantat zu schließen (Schwarzenbach et al. 1987). Xunyuan u. Minxin (1986) nahmen die Kontrolle ihrer gefäßgestielten, durch die A. circumflexa ilium profunda versorgten und durch den M. sartorius gestielten Beckenkammtransplantate anhand postoperativer Röntgenkontrollen vor. Sie sahen 2 Wochen nach der Operation, daß das Transplantat sich mit verschwommener Kontur ausdehnte und später an Größe schrittweise und ohne Knochenresorption zunahm. Meyers et al. (1973), die Schenkelhalsfrakturen mit M.-quadratus-femoris-gestielten Spänen versorgten, sahen nach Frakturheilung eine Vergrößerung der Späne und schlossen so auf das Überleben des Transplantats. Ganz u. Büchler (1983) fanden nach Transplantation von durch die A. circumflexa ilium profunda versorgten kortikospongiösen Beckenspänen in den Hüftkopf eine Dichtezunahme in der Knochenszintigraphie im Vergleich zur präoperativen Situation. Allerdings konnten ähnliche Veränderungen auch in 3 Fällen von schlechtem Operationsausgang mit fehlender Revaskularisierung festgestellt werden.

Die szintigraphische Kontrolle mit 99 m Tc zum Vitalitätsnachweis gestielter Knochenspäne wurde angegeben (Xunyuan u. Minxin 1986), wird in der Literatur aber gegensätzlich diskutiert. Leung u. Chow (1984) haben zur Überprüfung von durch die A. circumflexa ilium profunda gestielten Spänen Szintigramme 6–8 Wochen postoperativ vorgenommen. Zu einem früheren Zeitpunkt befürchteten sie, wie auch Lau u. Leung (1982), eine Beeinflussung der Szintigraphie durch die der Operation nachfolgend erhöhten Durchblutung. Im Gegensatz dazu haben Berggren et al. (1982b) aufgrund experimenteller Untersuchungen mit gefäßgestielten und konventionellen Knochenspänen darauf hingewiesen, daß mit der Tc-Szintigraphie auf eine gegebene Perfusion von mikrovaskulär gestielten Knochenspänen nur in der ersten postoperativen Woche bei positivem Szintigramm geschlossen werden darf. Ein später als eine Woche postoperativ angefertigtes Szintigramm läßt nicht auf die Überlebensfähigkeit eines gefäßgestielten Spans schließen, da zu diesem Zeitpunkt ein positives Szintigramm auch durch schleichenden Ersatz (Barth 1895) an der Oberfläche abgestorbenen Knochens ausgelöst werden kann.

1973 berichteten Taylor u. Daniel über die angiographische Kontrolle der arteriellen Anastomose bei gefäßgestielten Leistenhautlappen, nachdem Boyd u. Aalt aufgrund ihrer experimentellen Untersuchungen bereits 1965 darauf hingewiesen hatten, daß postoperative Angiographien geeignet seien, die Funktionstüchtigkeit transplantierter Gefäße nachzuweisen. Chacha (1984) hält die selektive Angiographie neben der Szintigraphie für die am meisten hilfreiche Methode, die intakte Zirkulation und damit die Lebensfähigkeit eines gestielten Spans nachzuweisen.

Die angiographische Kontrolle mikrovaskulär gestielter Transplantate ist sinnvoll (Huber et al. 1987) und wurde von einer Reihe von Untersuchern vorgenommen (Weiland et al. 1977; Taylor 1977b; Weiland u. Daniel 1979; Huang et al. 1980; Guanggiang et al. 1983). Über postoperative angiographische Kontrollen mit Veröffentlichung der entsprechenden Bilder nach Verlagerung der A. circumflexa ilium profunda mit anhängendem Beckenspan in das proximale Femur ist uns lediglich eine Arbeit von Leung u. Chow (1984) bekannt. Allerdings wurden von diesen Autoren die gefäßgestielten kortikospongiösen Beckenspäne nicht bei Hüftkopfnekrose, sondern bei tumorösen Prozessen in das proximale Femur verlagert. Im Rahmen von Übersichtsangiographien konnten Leung u. Chow (1984) dabei 5 von 6 verlagerten Gefäßen kontrastieren. Unsere angiographischen Untersuchungen nach operativer Transplantation der durch die A. circumflexa ilium profunda versorgten Beckenspäne ergaben erstmals den Nachweis, daß bei exakter präoperativer Planung einschließlich präoperativer Angiographien mit einem hohen Prozentsatz perfundierter Gefäßstiele auch noch nach einer Zeitspanne von 3 Monaten gerechnet werden kann. Weiterhin zeigte die Erfahrung mit unserem Untersuchungsgut, daß mit einer hinreichend guten Darstellung der verlagerten A. circumflexa ilium profunda nur gerechnet werden kann, wenn der Angiographiekatheter direkt in den Ursprung des Gefäßes plaziert wird. Bei anfänglichen Übersichtsangiographien kam es dagegen oft nicht zu einer Kontrastierung der verlagerten A. circumflexa ilium profunda. Dieses wird von Heuck u. Lehner (1987) bestätigt. Die globale Hüftangiographie sollte durch selektive Kontrastmittelgaben ersetzt werden. Das Auffinden des Ursprungs der jeweiligen A. circumflexa ilium profunda ist bei unserer Vorgehensweise nicht problematisch, da durch die vorliegenden präoperativen Angiographien eine gute Orientierung möglich war.

Der mit der Angiographie ermittelte direkte Nachweis der Durchgängigkeit erscheint uns aus mehreren Gründen bemerkenswert.

Die verlagerte A. circumflexa ist durch das große Bewegungsausmaße zulassende Hüftgelenk sowie die Enge unter dem Leistenband und die Änderung der Verlaufsrichtung am Ursprung erheblicher Belastung ausgesetzt. Trotzdem stellt sich in unserem Untersuchungsgut in der überwiegenden Zahl der verlagerten Gefäße eine ungehinderte Zirkulation in der A. circumflexa ilium profunda dar (Abb. 52, 53, 56). Das Ergebnis unseres Untersuchungsgutes bezüglich der Kontrolle der gefäßgestielten, autologen heterotopen Transplantate bestätigt nicht die Auffassung von Schwarzenbach et al. (1987), daß die Angiographie sehr aufwendig, ungenau oder schwer interpretierbar ist. Bei direkter Plazierung des Katheters in den Ursprung des verlagerten Gefäßes ist im Gegenteil eine sofortige Aussage über die Zirkulation im Gefäßstiel möglich. Ebenfalls wird durch dieses Vorgehen die Beurteilung des angiographischen Bildes erleichtert, welches ansonsten durch die Überlagerung von Haut- und Muskelästen außerordentlich erschwert ist (Maurer et al. 1968b). Huber et al. (1987) bestätigen unsere Auffassung, daß die angiographische Kontrolle gestielter Späne sinnvoll und notwendig ist.

5.5 Gefäßgestielter Span und Hüftgelenkbeweglichkeit

Bedingt durch das große Bewegungsausmaße zulassende Hüftgelenk erschien es uns wichtig, zu klären, ob das autologe heterotope, gefäßgestielte Transplantat durch unterschiedliche Funktionsstellungen des Hüftgelenks gefährdet wird. Daß die Stellung des Hüftgelenks möglicherweise Auswirkungen auf die Durchblutung eines durch die A. circumflexa ilium profunda perfundierten Spans haben kann, wurde schon von Leung u. Schow (1984) vermutet, jedoch konnte der Nachweis nicht erbracht werden. Die Autoren forderten, daß der Gefäßstiel in Neutralposition des Hüftgelenks nicht unter Spannung stehen darf. Postoperativ sollte zur Entspannung des Gefäßstiels das Hüftgelenk in 15° Innenrotation und 30° Beugung gelagert werden. Weitere Literaturstellen zu dieser Problematik sind uns nicht bekannt.

Durch die superselektive Plazierung des Katheters direkt in den Ursprung konnten wir erstmals bei gestielten Transplantaten teilweise unter Durchleuchtungskontrolle erhebliche Zirkulationsstörungen in der den Gefäßstiel bildenden A. circumflexa ilium profunda

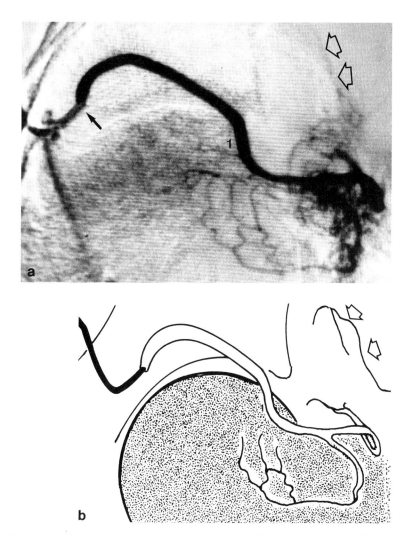

Abb. 50 a, b. Drei Monate nach Implantation eines durch die A. circumflexa ilium profunda (*1*) perfundierten kortikospongiösen Beckenspans in den linken Hüftkopf sind lateral des Pfannendachs ausgeprägte heterotope Ossifikationen (⇒) sichtbar, welche in Neutralstellung des Hüftgelenks die arterielle Versorgung des Spans nicht behindern; Katheterende (→). **a** Angiographie, **b** Schema (elektronisch subtrahierte Aufnahme)

in unterschiedlichen Hüftgelenksfunktionsstellungen nachweisen (Abb. 27). Keine dieser Zirkulationsstörungen war in Neutralstellung des Hüftgelenks vorhanden. Alle Zirkulationsstörungen waren nach Überführung in eine nicht gefäßbelastende Gelenkstellung reversibel. Die Zuordnung zu den zirkulationsbehindernden Faktoren war bei den postoperativ aufgetretenen heterotopen Ossifikationen am einfachsten (Abb. 50, 51). Bei den anderen Zirkulationsstörungen war eine eindeutige Zuordnung nicht möglich. Somit kann nicht gesagt werden, daß eine bestimmte Hüftgelenkstellung regelmäßig zu Zirkulationsstörungen im Gefäßstiel des autologen heterotopen Transplantats führt. Es ist jedoch durch die posto-

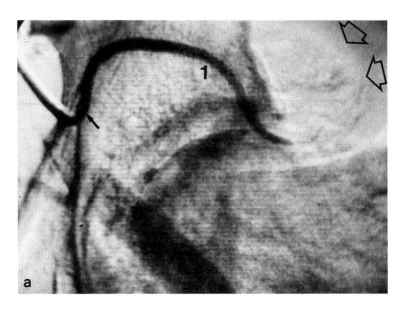

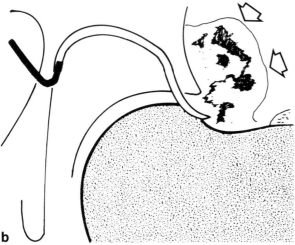

Abb. 51a, b. Gleiches Hüftgelenk wie in Abb. 50a. Durch Innenrotation und Abduktion des linken Hüftgelenks vollkommener Kontrastmittelstopp in der verlagerten A. circumflexa ilium profunda (1), bedingt durch heterotope Ossifikationen. a Angiographie, b Schema

perative Angiographie möglich, für jeden Einzelfall dezidierte Aussagen zu treffen, ob und welche Hüftgelenkstellungen das Transplantat und die Revaskularisierung des Hüftkopfes gefährden können. Weiterhin zeigen unsere Untersuchungen, daß eine unzureichende Abbildung der arteriellen Endausläufer der verlagerten A. circumflexa ilium profunda durch die Angiographie in einer anderen Funktionsstellung des Hüftgelenks mit Reduzierung der Überlagerungseffekte in eine optimale Darstellung überführt werden kann (Abb. 29, 30).

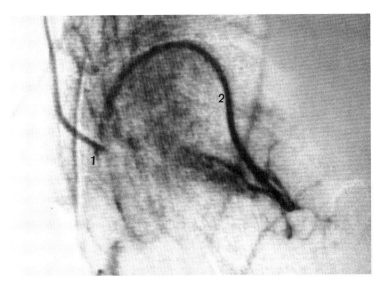

Abb. 52. Superselektive Angiographie 3 Monate nach Verlagerung der A. circumflexa ilium profunda in den linken Hüftkopf bei Femurkopfnekrose; Ende des Seldinger-Katheters (*1*), verlagerte A. circumflexa ilium profunda (*2*). Elektronische Subtraktion

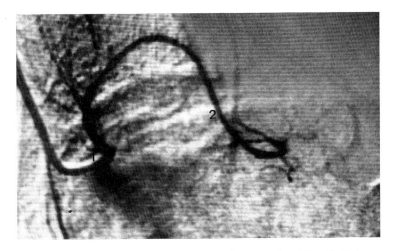

Abb. 53. Gleiches Hüftgelenk wie in Abb. 52. In Abspreizung und Innenrotation keine Perfusionsbehinderung der verlagerten A. circumflexa ilium profunda. In dieser Hüftgelenkstellung bessere Abbildung der arteriellen Gefäßausläufer durch fehlende Überlagerung; Ende des Selding-Katheters (*1*); verlagerte A. circumflexa ilium profunda (*2*)

5.6 Spanabflußverhältnisse

Nach der Auffassung von Eberle (1970) spricht ein positives Venogramm für gute Ernährungsbedingungen des Hüftkopfes. Im hohen Maße ist es bei dem Untersuchungsgut der gefäßgestielten Späne gelungen, die venöse Phase nach Kontrastmittelinjektion darzustellen. So war es nur in einem Fall (Fall Nr. 15, Tabelle 6) bei voll perfundierter A. circumflexa ilium profunda nicht möglich, die venösen Abflußwege zu kontrastieren. Daß die Abflußwege des transplantierten Spans in so großer Zahl über die V. circumflexa femoris lateralis und medialis führen, spricht u. E. für die Integration des durch die A. circumflexa ilium profunda versorgten kortikospongiösen Beckenspans (Abb. 54), zumal die normale venöse Drainage des Hüftkopfes durch die extraossären Venen, d. h. die oberen und unteren retinakulären Gefäße und die V. circumflexa femoris medialis und lateralis erfolgt (Arnoldi et al. 1972). Aber auch in den Fällen, in denen sich die venöse Drainage über die V. circumflexa ilium profunda kontrastierte, stellte sich radiologisch keine Sequestrierung des Spans dar (Abb. 56). Ein sog. Teresvenogramm, d. h. ein Abfließen des Kontrastmittels gegen das kleine Becken (Eberle 1970), war in keinem Fall feststellbar. Literatur über Transplantatlagervenogramme von gefäßgestielten Spänen des Hüftkopfes ist uns nicht bekannt, allerdings haben Kazar et al. (1974) im Zusammenhang mit der Schenkelhalsfraktur darauf hingewiesen, daß die Venographie recht zuverlässig über die Kreislaufverhältnisse des Schenkelkopfes informiert. Interessanterweise hat Riess (1968) das Belasten einer Extremität nach der Schenkelhalsfraktur vom Venogramm abhängig

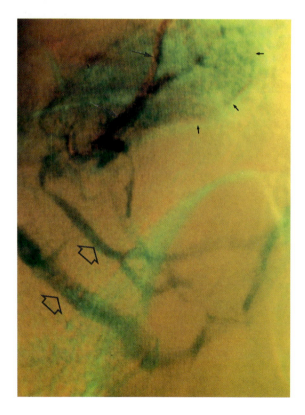

Abb. 54. Superselektive Angiographie der in den rechten Hüftkopf mit anhängendem Beckenspan verpflanzten A. circumflexa ilium profunda (elektronisch subtrahierte Aufnahme). Die Arterie ist rot (⟶), der Kontrastmittelabtransport über das venöse System grün (⇒) dargestellt. Die kurzen Pfeile markieren das Transplantatlager

Abb. 55. Nicht nach den Richtlinien der AO versorgte linksseitige Schenkelhalsfraktur mit nachfolgender Femurkopfnekrose

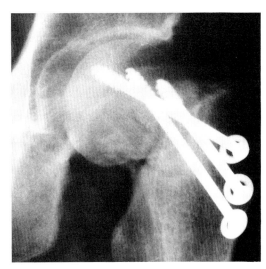

Abb. 56. Arteriographisch gute Darstellung der A. circumflexa ilium profunda. Eine Schraubenfixation des gefäßgestielten kortikospongiösen Beckenspans wurde in diesem Falle vorgenommen. Der Pfeil markiert den Kontrastmittelabfluß über die V. circumflexa ilium profunda

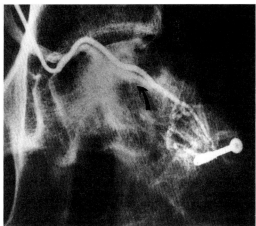

gemacht. Bei positiver Venographie durfte der Femurkopf belastet werden. Eine solche Schlußfolgerung haben wir aus unseren positiven Phlebogrammen nicht gezogen. Eine Kontrastierung der Glutäalvenen, wie wir sie bei den Angiographien der gefäßgestielten Späne zweimal gesehen haben, ist noch nicht beschrieben worden und lediglich von ossären Venographien des Femurkopfes bekannt (Suramo et al. 1974).

5.7 Zur Subtraktion

Nach zunächst vorgenommenen photographischen Subtraktionen haben wir in Folge elektronische Subtraktionen der angiographischen Aufnahmen durchgeführt. Durch die Möglichkeit, das Vidikon auf einen kleinen Teil des Röntgenbildes (Objektivrevolver) einzustellen, werden besonders die kleinen Gefäße gut dargestellt. Bei den Angiographien der größeren Gefäße konnten wir keinen Vorteil durch die elektronische Subtraktion der Aufnahmen feststellen, zumal hier die verringerte Schärfe im Gegensatz zur photographischen Subtraktion zum Tragen kommt (Deininger et al. 1971). Der Wert der Subtraktion liegt u. a. in der leichteren Erkennung von Details, die auf den normalen Angiogrammen nicht so auffallend ins Auge springen. Dabei ist es selbstverständlich, daß kein Verfahren, mit dem nachträglich Eingriffe am Bildcharakter vorgenommen werden, aus einem Röntgenbild Informationen liefert, die dieses nicht von vornherein enthält (Rittmeyer u. Freyschmidt 1971). Als Vorteil des von uns verwandten Subtraktionsverfahrens erwies sich, daß eine gewisse äußere Formkonturierung des Knochens erhalten werden konnte (Backmund et al. 1966). Dieses erleichtete die Einordnung veränderter Gefäßbezirke in ihre Umgebung. Mit dem schwimmend gelagerten Filmträger (Groh 1967) unseres elektronischen Subtraktionsgerätes war eine rasche Arbeitsweise bei der Auswahl des interessierenden Bildausschnitts möglich.

Literaturangaben zur Farbsubtraktion mit Differenzbildherstellung von gefäßgestielten Spänen, zur Verdeutlichung der arteriellen und venösen Phase, wie in Abb. 54 dargestellt, sind uns nicht bekannt.

5.8 Tierexperimentelle Untersuchungen einschließlich Tetrazyklinmarkierungen und Mikroangiographien

Wir wählten als Versuchstiere Schafe, da bei der operativen Präparation ausreichende Größenverhältnisse notwendig waren und kleinere Tiere nicht in Frage gekommen wären. Die gefäßgestielten Späne wurden mit Kirschner-Drähten fixiert, da die Stabilität des Transplantatlagers eine entscheidende Voraussetzung für die Einheilung des Transplantats, in diesem Fall der angelagerten Spongiosa, ist (Eggers 1987; Kuner et al. 1972; Schmit-Neuerburg u. Hanke 1987).

An die gefäßgestielten Beckenspäne lagerten wir Spongiosa mit ihrer hohen Wertigkeit (Matti 1932; Axhausen 1962; Mittelmeier u. Katthagen 1983; Katthagen 1987) an. Auch bei den von uns mit einem kortikospongiösen gefäßgestielten Beckenspan versorgten Hüftkopfnekrosen wurde der Restdefekt mit autologer Spongiosa aufgefüllt, da mit einer Auffüllung eines knöchernen Defekts in diesem mechanisch stark beanspruchten Skelettabschnitt durch dieses Material am ehesten gerechnet werden kann (Kuner et al. 1972; Schramm 1970; Saur et al. 1978). Die wabig strukturierte Spongiosa wird, bedingt durch ihre Gerüststruktur, schnell von Gefäßen penetriert (Schweiberer et al. 1982), so daß allmählich das gesamte Transplantat von Gefäßen durchzogen wird (Schweiberer 1976). Aufgrund der Untersuchungen von Eggers et al. (1985) wurde die Spongiosa nicht komprimiert (Wolter 1976), sondern locker angelagert, da in locker angelagerten Spongiosatransplantaten mehr Knochenneubildung zu erwarten ist als in komprimierten Spongiosatransplantaten. Durch Kompression geht die leicht vaskularisierbare Schwammarchitektur der Spongiosa verloren (Schweiberer et al. 1982). Die Spongiosa wurde aus der Darmbeinschaufel gewählt, da dieser Entnahmeort eine hohe Wertigkeit des entnommenen Materials sicherstellt (Kortmann 1987). Die aus der Darmbeinschaufel entnommene Spongiosa wurde, um eine schonende Aufarbeitung und Lagerung sicherzustellen, bis zur Anlagerung in bei der Entnahme gewonnenem Eigenblut aufbewahrt (Schweiberer et al. 1982; Eggers 1987). Die Zerkleinerung der Spongiosa wurde vorgenommen, um einen innigen Kontakt ohne größere Zwischenräume zum Lager herzustellen (Kuner et al. 1972).

Die Verwendung reiner Spongiosa erschien uns sinnvoller, da die Revaskularisierungsgeschwindigkeit im kompakten Kortikalistransplantat wesentlich geringer ist (Maatz et al. 1953; Eitel u. Schweiberer 1987).

Bei der histologischen Untersuchung nach Explantation der gefäßgestielten Beckenspäne zeigten sich bis auf 2 Späne alle vital. Bei diesen 2 Spänen muß davon ausgegangen werden, daß es zu einer Torquierung oder Abscherung des Gefäßstiels gekommen ist. Auch in der angelagerten Spongiosa konnte bei diesen Präparaten keine Tetrazyklinmarkierung nachgewiesen werden. Bei den anderen Präparaten ließ sich anhand der histologischen Untersuchung nachweisen, daß es – ausgehend von den gefäßgestielten Spänen – zu einer Revaskularisation der angelagerten Spongiosa kommt. Vorher findet jedoch eine Einblutung in das Transplantat, d. h. in die Zwischenräume der transplantierten Spongiosabälkchen, statt (Dambe et al. 1981). Allerdings bleibt die angelagerte Spongiosa primär nicht vital, sondern es kommt nach Nekrose zunächst zu einer Organisation der angelagerten Spongiosa mit Einsprossen von Granulationsgewebe. Nach Ausbildung eines teils lockeren teils festen kollagenen Bindegewebes mit guter Vaskularisation erfolgt die Knochenneubildung. Zum Nachweis der gegebenen Durchblutung und Knochenneubildung nutzten wir die Affinität des Knochengewebes zum Binden von Tetrazyklinen aus (Milch et al. 1957).

Nach Fluoreszenzmikroskopischer Anregung können im Knochengewebe die Tetrazykline sichtbar gemacht werden, da sie bei Mineralisation der Knochenmatrix mit Ca-Ionen eine Chelatverbindung eingehen (Frost et al. 1961; Rokkanen et al. 1965; Hansson 1967). Die markierten Zonen erhält man sowohl in den Haver-Systemen des kompakten Knochens wie im spongiösen Knochen (Eger et al. 1964). Dabei entsprechen die Fluoreszenzlinien denjenigen Stellen, die zum Zeitpunkt der Verabreichung des Tetrazyklins im Aufbau begriffen waren (Rahn 1976), d. h. aktiv am Kalziumstoffwechsel teilgenommen haben (Eichler 1970). Diese Zone wird nach Delling (1979) auch Mineralisationsfront genannt.

Aufgrund der Empfehlungen von Rahn (1976) wurde die Markierungssubstanz intravenös appliziert, um die gastrointestinalen Beschwerden (Rietbrock et al. 1975) und das Risiko falsch negativer Ergebnisse (Strömqvist et al. 1981) zu verringern. Die Dosierung der Tetrazykline wurde in unseren Versuchen nicht zu hoch gewählt, um eine Wachstumshemmung zu verhindern (Hughes et al. 1965).

Anhand der aufgetretenen Tetrazyklinmarkierung in der angelagerten Spongiosa konnten wir nachweisen, daß eine Zirkulation in der angelagerten Spongiosa nach einem Entnahmezeitraum von 2, 4, 6 und 8 Wochen vorhanden war, da eine intakte Zirkulation zur Markierung notwendig ist (Rokkanen et al. 1963, Strömqvist et al. 1981).

Als weiterer Parameter zur Überprüfung, inwieweit eine Vaskularisation vom gefäßgestielten Span zur angelagerten Spongiosa ausgeht, wurden Mikroangiographien durchgeführt. Hierzu verwendeten wir Micropaque, da es einen größeren Kontrast als jedes andere beim Lebenden verwendbare Kontrastmittel ergibt. Durch Dekalzifinierung wird der Röntgenschatten der mit Micropaque gefüllten kleineren intraossealen Gefäße vom Röntgenschatten des Knochens getrennt (Forgon et al. 1974). Durch unser Vorgehen konnten wir eine Füllung der Arterien, Arteriolen und Sinusoide (Sevitt 1964) erreichen und feststellen, daß schon nach 2 Wochen Gefäße vom gefäßgestielten Span zum Bett der angelagerten Spongiosa verlaufen. Bei der Darstellung war uns der Radiofluor 120 (Fa. Philips) eine erhebliche Hilfe.

Insgesamt konnte durch die histologischen Untersuchungen nachgewiesen werden, daß es über den gestielten Knochenspan zu einer Blutversorgung und Umorganisation mit folgender Knochenneubildung in der angelagerten Spongiosa kommt. Die Knochenumbauvorgänge entwickeln sich an der Grenzzone Span – angelagerte Spongiosa und nehmen zur Peripherie hin ab. Fluoreszenzmikroskopisch war dieser stattgehabte Knochenanbau außerhalb der Markierungslinien nach dem Zeitpunkt der Tetrazyklinmarkierung nachzuweisen. Durch vorgenommene Mikroangiographien konnten die vom gefäßgestielten Span zur angelagerten Spongiosa verlaufenden Gefäße sichtbar gemacht werden.

6 Zusammenfassung

Im ersten Teil der vorliegenden Arbeit wurde das Problem untersucht, inwieweit sich bei klinisch und röntgenologisch oft gleichenden Hüftkopfnekrosen durch eine verfeinerte angiographische Untersuchungstechnik ein Überblick über die extraossären hüftkopfernährenden Gefäße verschaffen läßt.

Anhand eines ausgewählten Krankengutes wurden extraossäre Zirkulationsstörungen der hüftkopfernährenden Gefäße nachgewiesen und eine Verdeutlichung der kleinsten Gefäßausläufer durch die elektronische Subtraktion erreicht.

Durch Angiographien bei unterschiedlichen Funktionsstellungen des Hüftgelenks konnten bessere Abbildungsverhältnisse der extraossären hüftkopfernährenden Gefäße erlangt werden. Es wurde nachgewiesen, daß die Abspreizinnenrotationsstellung des Hüftgelenks zu Zirkulationsstörungen im R. profundus der A. circumflexa femoris medialis führen kann. Der zweite Teil der Arbeit beschäftigt sich mit der Gefäßversorgung des durch die A. circumflexa ilium profunda versorgten gefäßgestielten Beckenspans vor und nach Transplantation in den Hüftkopf. Die erheblichen Variationen der Aufzweigungs- und Ursprungsverhältnisse der A. circumflexa ilium profunda werden durch selektive Mikroangiographien aufgezeigt und zu intraoperativ erhobenen Befunden in Beziehung gesetzt.

Die selektiven Angiographien nach Transplantation des durch die A. circumflexa ilium profunda versorgten Beckenspans weisen nach, daß mit einem hohen Anteil perfundierter Späne gerechnet werden kann. Im Rahmen von Transplantatlagerangiogrammen wurden erstmals durch unterschiedliche Hüftgelenkstellungen hervorgerufene Zirkulationsbehinderungen und Zirkulationsunterbrechungen im Transplantatstiel dokumentiert.

Durch Spätangiogramme konnte die venöse Drainage der in den Hüftkopf verlagerten Transplantate geklärt werden. Der hierbei erstmals nachgewiesene venöse Abfluß über die extraossären hüftkopfdrainierenden Venen weist in der überwiegenden Zahl der Fälle die Integration der von uns beim Menschen transplantierten, gefäßgestielten Beckenspäne im minderwertigen Transplantatlager bei Hüftkopfnekrose nach.

Die dargestellten Untersuchungsmethoden sind für den Routinebetrieb geeignet und u. E. für die Transplantatkontrolle von gefäßgestielten Spänen am proximalen Femur unerläßlich.

Anhand der tierexperimentellen Untersuchungen wurde nachgewiesen, daß ein gefäßgestielter kortikospongiöser Beckenspan in der Lage ist, angelagerte autologe Spongiosa zu revaskularisieren. Dabei kommt es nach Umorganisation zur Knochenneubildung in der angelagerten Spongiosa. Diese Vorgänge sind an der Grenze gefäßgestielter Span – angelagerte Spongiosa ausgeprägter als zur Peripherie hin. Die Vaskularisation sowie Knochenneubildung ließen sich anhand fluoreszenzmikroskopischer und mikroangiographischer Untersuchungen bestätigen.

Insgesamt erscheinen die Ergebnisse der prä- und postoperativen selektiven Angiographien einschließlich Transplantatlagervenogramme sowie die experimentellen histologischen, fluoreszenzmikroskopischen und mikroangiographischen Befunde geeignet, dem gefäßgestielten Beckenspan bei strenger Indikationsstellung eine gewisse Berechtigung als revaskularisierendem Eingriff bei der Hüftkopfnekrose zuzugestehen.

7 Literatur

Aebi M, Büchler U, Ganz R (1987) Gefäßgestielter Beckenkammspan und Osteotomie bei der Hüftkopfnekrose. Hefte Unfallheilkd 185:262–265
Aichroth P, Branfoot AC, Huskisson EC, Loughbridge LW (1971) Destructive joint changes following kidney transplantation. J Bone Joint Surg [Br] 53:488–494
Arnoldi C, Linderholm H (1972) Fracture of the femoral neck. Clin Orthop 84:116–127
Arnoldi C, Linderholm H, Müssbichler H (1972) Venous engorgement and intraosseous hypertension in osteoarthritis of the hip. J Bone Joint Surg [Br] 54:409–415
Atsumi T (1983) Hemodynamic study of the idiopathic necrosis of femoral head, using superselective angiography. J Jap Orthop Assoc 57:353–372
Axhausen W (1962) Die Bedeutung der Individual- und Artspezifität der Gewebe für die freie Knochenüberpflanzung. Hefte Unfallheilkd 72:1
Baadsgaard K, Medgyesi S (1965) Muscle-pedicle bone grafts. Acta Orthop Scand 35:279–293
Backmund H, Decker K, Loy W (1966) Photographische Subtraktion. Eine radiologische Routinemethode. Fortschr Röntgenstr 104:408–413
Baksi DP (1983) Treatment of posttraumatic avascular necrosis of the femoral head by multiple drilling and muscle-pedicle bone grafting. J Bone Joint Surg [Br] 65:268–273
Barth A (1895) Histologische Untersuchungen über Knochenimplantationen. Beitr Pathol Anat 17:65–142
Batory I (1982) Die Ätiologie des Morbus Perthes und seine Beziehung zu der Dysplasia capitis femoris. Z Orthop 120:833–849
Benninghoff A, Goerttler K (1968) Lehrbuch der Anatomie des Menschen, Bd I. Urban & Schwarzenberg, München S 280
Berggren A, Weiland AJ, Dorfmann H (1982a) The effect of prolonged ischemia time on osteocyte and osteoblast survival in composite bone grafts revascularised by microvascular anastomoses. Plast Reconstr Surg 69:290
Berggren A, Weiland AJ, Östrup LT (1982b) Bone scintigraphy in evaluating the viability of composite bone grafts revascularized by microvascular anastomoses, conventional autogenous bone grafts, and free nonrevascularized periostal grafts. J Bone Joint Surg [Am] 64:799–809
Binswanger U, Fischer JA, Merz W, Schenk R, Scheitlin W, Schreiber A (1971) Aseptic bone necrosis after kidney transplantation. In: Zinn W (Hrsg) Idiopathic ischemic necrosis of the femoral head in adults. Thieme, Stuttgart, S 176–178
Bitter K, Danai T (1983) The iliac bone or osteocutaneous transplant pedicled to the deep circumflex iliac artery. Anatomical and technical considerations. J Max-Fac Surg 11:195–200
Bitter K, Schlesinger S, Westerman U (1983) The iliac bone or osteocutaneous transplant pedicled to the deep circumflex iliac artery. Clinical application. J. Max-Fac Surg 11:241–247
Bömelburg T, Ehringhaus C, Ziegler R, Lengerke L, Timm C (1986) Hüftkopfnekrose bei Sichelzellanämie. Monatsschr Kinderheilkd 134:212–215
Boettcher WG, Bonfiglio M, Hamilton H, Sheets R, Smith K (1970) Non traumatic necrosis of the femoral head. J Bone Joint Surg [Am] 52:312–321
Bohr H, Heerfordt J (1977) Autoradiography and histology in a case of idiopathic femoral head necrosis. Clin Orthop 129:209–212
Bonfiglio M, Bardenstein M (1958) Treatment by bone grafting of aseptic necrosis of the femoral head an nonunion of the femoral neck. J Bone Joint Surg [Am] 40:1329–1346

Boyd RJ, Ault LL (1965) An experimental study of vascular implantation into the femoral head. Surg Gynecol Obstet 121:1009–1014

Brünner S, Cristiansen J, Kristensen JK (1967) Arteriographic prediction of femoral head viability in medial femoral neck fractures. Acta Chir Scand 133:449–454

Brugger G (1963) Zur Frage des prognostischen Wertes angiographischer Untersuchungen bei medialen Schenkelhalsfrakturen. Monatsschr Unfallheilkd 66:337–344

Bruns H, Hackenbroch MH, Hillenbrand J, Winkler U (1982) Befristete Ergebnisse an 50 idiopathischen Hüftkopfnekrosen nach gezielter dreidimensionaler intertrochantärer Femurosteotomie. Orthop Prax 11:864–865

Burck H-C (1982) Histologische Technik. Thieme, Stuttgart, S 110

Calandruccio RA, Anderson WE (1980) Post-fracture avascular necrosis of the femoral head. Clin Orthop 152:49–84

Calvert PT, Kernohan JG, Sayers DC, Catterall A (1984) Effects of vascular occlusion on the femoral head in growing rabbits. Acta orthop Scand 55:526–530

Camargo FP, Godoy RM, Tovo R (1984) Angiography in Perthes' disease. Clin Orthop 191:191–216

Catto M (1977) Ischaemia of bone. J Clin Pathol 30 [Suppl] 11:78–93

Chacha PB (1984) Vascularised pedicular bone grafts. Int Orthop 8:117–138

Chantraine H (1962) Subtraktion. Fortschr Röntgenstr 97:619–621

Chung SMK (1976) The arterial supply of the developing proximal end of the human femur. J Bone Joint Surg [Am] 58:961–970

Chung SMK, Ralston EL (1969) Necrosis of the femoral head associated with sickle-cell anemia and its genetic variants. J Bone Joint Surg [Am] 51:33–58

Codivilla A (1910) Über die Behandlung der Pseudarthrosen und der ausgedehnten diaphysären Continuitätstrennungen. Arch Klin Chir 92:452–478

Crock HV (1965) A revision of the anatomy of the arteries supplying the upper end of the human femur. J Anat Lond 99:77–88

Crock HV (1980) An atlas of the arterial supply of the head and neck of the femur in man. Clin Orthop 152:17–27

Cruess R (1978) Experience with steroid induced avascular necrosis of the shoulder and etiologic considerations regarding osteonecrosis of the hip. Clin Orthop 130:86–93

Cruess R, Ross D, Crawshaw E (1975) The etiology of steroid induced avascular necrosis of bone. Clin Orthop 133:178–183

Cruess R, Blennerhassett J, Macdonald FR, Maclean LD, Dossetor J (1968) Aseptic necrosis following renal transplantation. J Bone Joint Surg [Am] 50:1577–1589

Dambe LT, Saur K, Eitel F, Schweiberer L (1981) Morphologie der Einheilung von frischen autologen und homologen Spongiosatransplantaten in Diaphysendefekte. Unfallheilkunde 84:115–120

Davies FWT (1952) Gaucher's disease in bone. J Bone Joint Surg [Br] 34:454–459

Day B, Shim SS, Leung G (1984) The iliopsoas muscle pedicle bone graft. Clin Orthop 191:262–268

Deininger HK, Hesse M, Kammerer V (1971) Die photographische und elektronische Subtraktion in der angiographischen Diagnostik. Fortschr Röntgenstr 114:650–656

Delling G (1979) Morphometrie des Knochengewebes. Verh Dtsch Ges Inn Med: 225–239

Dickerson RC, Duthie RB (1963) The diversion of the arterial blood flow to bone. J Bone Joint Surg [Am] 56:356–364

Diggs LW, Anderson LD (1971) Aseptic necrosis of the head of the femur in sickle cell disease. In: Zinn W (Hrsg) Idiopathic ischemic necrosis of the femoral head in adults. Thieme, Stuttgart, S 107–111

Dotter CT, Rösch J, Robinson M (1978) Fluoroscopic guidance in femoral artery puncture. Radiology 127:266–276

Dubois EL, Cozen L, (1960) Avascular (aseptic) bone necrosis associated with systemic lupus erythematodes. J Am Med Assoc 174:966–971

Eberle H (1970) Ergebnisse und Grenzen der intraossären Femurkopfvenographie bei Schenkelhalsfrakturen. Langenbecks Arch Chir 327:152–157

Ebong WW (1977) Avascular necrosis of the femoral head associated with haemoglobinopathy. Trop Geogr Med 29:19–23

Eger W, Götz F, Kämmerer H (1964) Herstellung von Dünnschliffen aus Knochen und Weichgewebe nach Markierung mit Tetracyclinen. Langenbecks Arch Chir 306:205–213

Eggers C (1987) Die Wertigkeit der autologen Spongiosa als Knochentransplantat. Hefte Unfallheilkd 185:84–89

Eggers C, Perren SM, Wolter D, Ziegler W (1985) Einbauverhalten autologer Spongiosa- und Kortikalispartikel als lockere und komprimierte Transplantate im stabilen und instabilen Lager. Hefte Unfallheilkd 174:96–101

Eichler J (1970) Inaktivitätsosteoporose. Thieme, Stuttgart, S 43–47

Eitel F, Schweiberer L (1987) Die Revaskularisierung von Lager und Knochentransplantat. Hefte Unfallheilkd 185:55-65

Ficat P (1971) Resultats therapeutiques du forage-biopsie dans les osteonecroses femoro-capitales primitives. Rev Rhum Mal Osteoartic 38:269–276

Ficat P (1980) Vaskuläre Besonderheiten der Osteonekrose. Orthopäde 9:238

Fisher DE, Bickel WH (1971) Corticosteroid-induced avascular necrosis. J Bone Joint Surg [Am] 53:859–873

Fisher DE, Bickel WH, Holley KE, Ellefson RD (1972) Corticosteroid-induced aseptic necrosis. Clin Orthop 84:200–206

Forgon M, Szatai I, Miltenyi L (1966) Ein Verfahren zur Messung des Blutumlaufes im Caput femoris nach Schenkelhalsbrüchen mit durch ^{131}J-markiertem Humanserumalbumin. Chirurg 37:301–305

Forgon M, Boros T, Horvath A (1974) Experimentelle Untersuchungen über den Revaskularisierungsprozeß des kreislaufgeschädigten Schenkelkopfes nach Schenkelhalsfraktur. Arch Orthop Unfall Chir 79:269

Frankel CJ, Derian PS (1962) The introduction of subcapital femoral circulation by means of an autogenous muscle pedicle. Surg Gynecol Obstet 115:473–477

Friedrich A, Wolter D, Biewener A (1987) Entnahmestellen und Entnahmetechniken autologer Spongiosa und autologer kortikospongiöser Transplantate. Hefte Unfallheilkd 185:155–161

Frost HM, Villanueva AR, Roth H, Stanisavljevic S (1961) Tetracycline bone labeling. J N Drugs 1:206–216

Fujimaki A, Yamauchi Y (1983) Vascularized fibular grafting for treatment of aseptic necrosis of the femoral head. Microsurgery 4:17–22

Ganz R, Büchler V (1983) Overview of attemps to revitalize the dead head in aseptic necrosis of the femoral headosteotomy and revascularisation. In: Hungerford DS (ed) The hip. Proceedings of the eleventh open scientific meeting of the hip society. Mosby, St Louis, pp 296–305

Ganz R, Jakob RP (1980) Partielle avaskuläre Hüftkopfnekrose: Flexionsosteotomie und Spongiosaplastik. Orthopäde 9:265–277

Garden RS (1964) Stability and union in subcapital fractures of the femur. J Bone Joint Surg [Br] 46:630–647

Gilliland JD, Solonick DM, Whigham CJ, Greenwood LH (1985) Case report 327. Arteriovenous malformation eroding the right femoral neck. Skeletal Radiol 14:145–147

Glas K, Hackenbruch W, Karpf PM (1982) Die Valgisierungs-Flexions-Verkürzungsosteotomie bei Hüftkopfnekrosen. Orthop Prax 11:854–858

Graf R, Werner H (1960) Die Phlebographie des Schenkelkopfes bei der frischen medialen Schenkelhalsfraktur. Fortschr Röntgenstr 92:331–337

Griebel W, Feldkamp G (1978) Zur Problematik der Kopfnekrosen und posttraumatischen Arthrosen nach operierten und konservativ behandelten Hüftgelenksverrenkungsbrüchen. Unfallheilkunde 81:112–117

Griffiths HJ (1981) Etiology, pathogenesis and early diagnosis of ischemic necrosis of the hip. J Am Med Assoc 246:2615–2617

Griss P, Ishida Y, Mohr M (1982) Ergebnisse experimenteller Untersuchungen zur Revaskularisierung der Hüftkopfnekrose beim Hund. Orthop Prax 10:772–775

Groh F (1967) Ein elektronisches Subtraktionsgerät. Röntgenpraxis 20:43–51

Guanggiang H, Woguan X, Tongbai Z, Fabin W, Xinggin H (1983) Freie Knochentransplantation mit mikrovaskulärer Anastomosierung. Z Orthop 121:1–3

Hackenbroch MH, Fischer V, Matzen K (1978) Ätiologische Beurteilung aseptischer Hüftkopfnekrosen. Münch Med Wochenschr 120:795–798

Hallwachs O, Beduhn D, Griss P (1970) Revaskularisierung der durchblutungsgedrosselten Niere durch intraparenchymatöse Implantation der Milzgefäße. Angiographische, funktionelle und morphologische Befunde. Z Gesamte Exp Med 153: 203–207

Hansson LI (1967) Daily growth in length of diaphysis measured by oxytetracycline in rabbits normaly and after medullary plugging. Acta Orthop Scand [Suppl]: 101–105

Harrington K, Murray W, Kountz S, Belzer F (1971) Avascular necrosis of bone after renal transplantation. J Bone Joint Surg 53: 203–215

Heisel J, Mittelmeier H, Schwarz B (1984) Gelenkerhaltende Operationsverfahren bei der idiopathischen Hüftkopfnekrose. Z Orthop 122: 705–715

Henard DC, Calandruccio RA (1971) Experimental production of roentgenographic and histological changes in the capital femoral epihysis following abduction, extension and internal rotation of the hip. Surg Forum 22: 442–444

Hesse F (1925) Zur pathologischen Anatomie der Schenkelhalsfraktur. Arch Klin Chir 134: 141–165

Heuck A, Lehner K (1987) Bildgebende Diagnostik bei Hüftkopfnekrosen. Röntgenpraxis 40: 245–251

Hipp E (1959) Zur Angiographie der Hüfgefäße. Verh Dtsch Orthop Gesell 91: 581–585

Hipp E (1960) Die Bedeutung der Angiographie für die Diagnostik von Hüft- und Beckentumoren. Verh Dtsch Orthop Gesell 93: 194–197

Hipp E (1962) Die Gefäße des Hüftkopfes. Z Orthop 96 Beilageheft

Hipp E (1966) Zur idiopathischen Hüftkopfnekrose. Z Orthop 101: 457–472

Hipp E (1968) Das röntgenologische und angiographische Bild bei der spontanen Hüftkopfnekrose des Erwachsenen. Verh Dtsch Orthop Gesell 104: 236–244

Hipp E, Glas K (1987a) Caissonnekrose. In: Witt AN, Rettig H, Schlegel KF (Hrsg) Orthopädie in Praxis und Klinik, Bd VII. Thieme, Stuttgart, S 2108–2114

Hipp E, Glas K (1987b) Idiopathische Hüftkopfnekrose. In: Witt AN, Rettig H, Schlegel KF (Hrsg) Orthopädie in Praxis und Klinik, Bd VII. Thieme, Stuttgart, S 2065–2107

Hori Y (1980) Revitalisierung des osteonekrotischen Hüftkopfes durch Gefäßbündeltransplantation. Orthopädie 9: 255–259

Hori Y, Masuhara K, Tamai S, Okuda H, Sakamoto H, Takita T (1978) Blood vessel transplantation to bone. J Jap Orthop Assoc 52: 25–44

Hor Y, Tamai S, Okuda H, Sakamoto H, Takita T, Masuhara K (1979) Blood vessel tansplantation to bone. J Hand Surg [Am] 4: 23–33

Howe WH, Lacey T, Schwartz RP (1950) A study of the gross anatomy of the arteries supplying the proximal portion of the femur and the acetabulum. J Bone Joint Surg [Am] 32: 856–866

Huang GK, Liu ZZ, Shen YL, Hu RQ, Miao H, Yin ZY (1980) Microvascular free transfer of iliac bone, based on the deep circumflex iliac vessels. J Microsurg 2: 113–120

Huang GK, Hu RQ, Miao H, Yin ZY, Lan TD, Pan GP (1985) Microvascular free tansfer of iliac bone, based on the deep superior branches of the superior gluteal vessels. Plast Reconstr Surg 75: 68–74

Huber R, Stock W, Wolf K, Pfeifer KJ (1987) Wert der intraarteriellen digitalen Subtraktionsangiographie bei der mikroanastomosierten Gewebetransplantation. Handchirurgie 19: 92–94

Hughes WH, Lee WR Flood DJ (1965) A comparative study of the actions of six tetracyclines on the development of the chick embryo. Brit J Pharmacol 25: 317–323

Hulth A (1956) Intraosseous venographies of medial fractures of the femoral neck. Acta Chir Scand [Suppl] 214: 7–112

Hungerford DS (1980) Knochenmarksdruck, Venographie und zentrale Knochenmarksentlastung bei der ischämischen Nekrose des Hüftkopfes. Orthopäde 9: 245–254

Jaffe WL, Epstein M, Heyman N, Mankin HJ (1972) The effect of cortisone on femoral and humeral heads in rabbits. Clin Orthop 82: 221–228

Jantzen PM, Schuster U (1960) Hüftkopfnekrosen nach lateralen Schenkelhalsfrakturen. Z Orthop 92: 50–58

Jones JP (1971) Alcoholism, hypercortisonism, fat embolism and osseous avascular necrosis. In: Zinn E (ed) Idiopathic ischemic necrosis of the femoral head in adults. Thieme, Stuttgart S 112–137

Jones JP (1974) Osteonecrosis associated with metabolic disease and corticosteroid therapy. In: Beckmann EL, Elliot DH (eds) Dysbarism related osteonecrosis. US-Department of Health education and Welfare, Washington, pp 91–101
Jones JP, Jameson RM, Engleman EP (1968) Alcoholism, fat embolism and avascular necrosis. J Bone Joint Surg [Am] 50:1065
Judet R (1962) Traitement des fractures du col du femur par greffe pediculee. Acta Orthop Scand 32:421–427
Judet J, Judet R, Lagrange J, Dunoyer J (1955) A study of the arterial vascularisation of the femoral neck in the adult. J bone Joint Surg [Am] 37:663–680
Judet R, Judet J, Launois B, Gubler JP (1966) Essai de revascularisation experimentale de la tête femorale. Rev Chir Orthop 52:277–303
Judet J, Gilbert H, Judet H (1978) Apport de la micro-chirurgie a la chirurgie osseuse. Chirurgie 104:921–924
Judet H, Judet J, Gilbert A (1981) Vascular microsurgery in orthopaedics. Int Orthop 5:61–68
Kantor H, Weissinger M, Meznik C, Eschberger J (1985) Das präradiologische Stadium der idiopathischen Hüftkopfnekrose. Z Orthop 123:102–106
Karpf PM, Kratzer M (1982) Hüftgelenksnahe Verletzungen beim Kind. Fortschr Med 100:56–65
Katthagen BD (1986) Knochenregeneration mit Knochenersatzmaterialien. Hefte Unfallheilkd 178:1–151
Katthagen BD (1987) Knocheninduktion mit „Bone morphogenetic protein" (BMP). Z Orthop 125:559–566
Katthagen BD, Bechtel U (1985) Technik der unentkalkten Knochenhistologie und -histomorphometrie. MTA-Journal 7:4–8
Kaufmann U, Lampert F (1977) Hüftkopfnekrose bei Langzeitremission der akuten lymphoblastischen Leukämie. Klin Pädiatr 189:37–40
Kawashima M, Torisu T, Hayashi K, Kitano M (1978) Pathological review of osteonecrosis in divers. Clin Orthop 130:107–117
Kazar G, Manninger J, Nagy E, Zolczer L (1974) Der Wert der wiederholten Venographie bei der Behandlung von Schenkelhalsbrüchen. Beitr Orthop Traumatol 21:53–58
Kleinert HE (1983) Bone and osteocutaneous microvascular free flaps. J Hand Surg [Am] 8:735–737
Klingmüller V, Schwetlick G, Schorn B (1987) Angiographische Therapiekontrolle der mit einem gefäßgestielten Beckenspan versorgten Hüftkopfnekrose. Fortschr Röntgenstr 146:196–200
Klümper A, Lohmann V, Uehlinger E, Weller S, Strey M (1967) Aseptische Knochennekrosen des Oberschenkelkopfes nach Glucocorticoidbehandlung. Fortschr Röntgenstr 107:96–112
Kopsch F (1940) Lehrbuch und Atlas der Anatomie des Menschen, Bd 3. Thieme, Leipzig, S 284
Korn U, Dahmen G, Holzrichter D (1980) Ätiologie der Hüftkopfnekrose und Koxarthrose. Z Orthop 118:241–245
Kortmann HR (1987) Die Wertigkeit des Knochentransplantates in Abhängigkeit vom Entnahmeort und Zeitfaktor. Hefte Unfallheilkd 185:69–72
Kotz R (1980) Die transtrochantere ventrale Rotationsosteotomie nach Sugioka zur Behandlung der Femurkopfnekrose. Orthopäde 9:260–264
Küsswetter W, Dorn R (1982) Die autologe Spongiosaplastik bei der Behandlung der idiopathischen Hüftkopfnekrose. Orthop Prax 10:700–804
Kuner EH, Weyand F, Domres B (1972) Zur Leistungsfähigkeit autologer Spongiosa bei der Behandlung knöcherner Defekte. Monatsschr Unfallheilkd 75:189–202
Lang J, Wachsmuth W (1972) Praktische Anatomie, Bd I/4 Bein und Statik, 2. Aufl. Springer, Berlin Heidelberg New York, S 119–125
Lange M, Hipp E (1960) Gefäßveränderungen bei posttraumatischen Hüftkopfnekrosen. Z Orthop 92:513–529
Lau RSF, Leung PC (1982) Bone graft viability in vascularised bone graft transfer. Br J Radiol 55:325–329
Law EG, Heistad DD, Marcus ML, Mickelson MR (1982) Effect of hip position on blood flow to the femur in puppies. J Pediatr Orthop 2:133–137
Lee CK, Rehmatullah N (1981) Muscle-pedicle bone graft and cancellous bone graft for the „silent hip" of idiopathic ischemic necrosis of the femoral head in adults. Clin Orthop 158:185

LeParc JM, Paolaggi JB, Lefevre D, Auquier L (1983) Osteonecrosis des „detransplantes renaux" repris en hemodialyse. Ann Med Interne 134:314–319

Leung PC, Chow YYN (1984) Reconstruction of proximal femoral defects with a vascular-pedicled graft. J Bone Joint Surg [Br] 66:32–37

Maatz R, Lentz W, Graf R (1953) Experimentelle Grundlagen der Transplantation konservierter Knochen. Langenbecks Arch Chir 273:850–855

Machan FG (1981) Ist das Spätergebnis einer medialen Schenkelhalsfraktur voraussehbar? Z Ärztl Fortbild 75:309–311

Madell SH, Freeman LM (1964) Avascular necrosis of bone in cushing syndrom. Radiology 83:1068–1070

Martinek H, Czembirek H, Fasol P (1975) Die Bedeutung eines Vergrößerungsangiogrammes zur Vitalitätsprüfung des Hüftkopfes nach medialer Schenkelhalsfraktur. Arch Orthop Unfallchir 83:187–196

Matti H (1932) Über freie Transplantation von Knochenspongiosa. Arch Klin Chir 168:236–241

Mau H (1966) Idiopathische Hüftkopfnekrosen Erwachsener. Z Orthop 101:18–34

Mau H (1982) Entstehung und Frühdiagnose der idiopathischen Hüftkopfnekrose Erwachsener. Orthop Prax 10:751–758

Maurer HJ, Steinhäuser J (1966) Die Bedeutung der Hüftangiographie bei seltenen Formen posttraumatischen Schenkelkopfnekrosen. Fortschr Röntgenstr 105:512–516

Maurer HJ, Teuber HJ (1970) Frakturlinienverlauf, Schenkelkopfnekrose bei der medialen Schenkelhalsfraktur. Arch Orthop Unfallchir 67:265–290

Maurer HJ, Hoffmann E, Hupfauer W, Schnabelmaier H (1968a) Arteriographische Untersuchungen zur Begutachtung von Schenkelhalsfrakturen. In: Losse KE (Hrsg) Angiographie und ihre Leistungen. Thieme, Stuttgart, S 63–66

Maurer HJ, Hoffmann E, Hupfauer W, Schnabelmaier H (1968b) Klinische Untersuchung der Kopfdurchlutung. Podiumsdiskussion. Hefte Unfallheilkd 97:39–41

Maurer HJ, Hoffmann E, Hupfauer W, Schnabelmaier H (1969) Arteriographische Untersuchungen bei Schenkelhalsfrakturen. Fortschr Röntgenstr 110:703–707

McCallum RI, Walder DN (1966) Bone lesions in compressed air workers. J Bone Joint Surg [Br] 48:207–235

McCollum DE, Mattews RS, O'Neil MT, Pickett PT (1971) Gout, hyperuricemia and aseptic necrosis of the femoral head. In: Zinn W (ed) Idiopathic ischemic necrosis of the femoral head in adults. Thieme, Stuttgart, p 133–139

McFarland PH, Frost HM (1961) A possible new cause for aseptic necrosis of the femoral head. Henry Ford Hosp Med Bull 9:115–122

Medgyesi S (1965) Healing of muscle-pedicle bone grafts. Acta Orthop Scand 35:294–299

Medgyesi S (1968) Investigation into the carrying ability of pedicled bone grafts during transplantation. Acta Orthop Scand 39:1–7

Medgyesi S (1971) Bone growth in the femoral head following bone grafting. Acta Orthop Scand 42:82–93

Merle D'Aubigne R (1964) Idiopathic necrosis of the femoral head in adults. Ann R Coll Surg Engl 34:143–160

Merle d'Aubigne R, Postel M, Mazabraud A, Massias P, Gueguen J (1965) Idiopathic necrosis of the femoral head in adults. J Bone Joint Surg [Br] 47:612–633

Meyers MH (1978) The treatment of osteonecrosis of the hip with fresh osteochondral allografts and with the muscle pedicle graft technique. Clin Orthop 130:202–209

Meyers MH (1980) The role of posterior bone grafts (muscle-pedicle) in femoral neck fractures. Clin orthop 152:143–145

Meyers MH, Harvey JP, Moore TM (1973) Treatment of displaced subcapital and transcervical fractures of the femoral neck by muscle-pedicle-bone graft and internal fixation. J Bone Joint Surg [Am] 55:257–274

Meyers MH, Harvey JP, Moore TM (1974) The muscle-pedicle bone graft in the treatment of displaced fractures of the femoral neck. Indications, operative technique and results. Orthop Clin North Am 5:770–792

Milch RA, Rall DP, Tobie JE (1957) Bone localization of the tetracyclines. J Natl Cancer Inst 19:87–91

Mischkowsky T, Menzel U, Metzker M, Mittmann U (1979) Hüftkopfdurchblutung beim Hund unter intraartikulärer Druckerhöhung und Entlastung. Chir Forum Exp Klin Forsch 213–216

Mittelmeier H, Harms J (1980) Histopathologie am Hüftkopf nach homoioplastischer Knochen-Knorpeltransplantation. In: Hierholzer G, Zilch H (Hrsg) Transplantatlager und Implantatlager bei verschiedenen Operationsverfahren. Springer, Berlin Heidelberg New York, S 60–65

Mittelmeier H, Katthagen BD (1983) Klinische Erfahrungen mit Collagen-Apatit-Implantation zur lokalen Knochenregeneration. Z Orthop 121:115–123

Mizuno S, Matumotot Y (1969) Fallacy of phlebography for estimating the blood flow of the femoral head. Int Surg 52:22–28

Müller-Schweinitzer E (1970) Zur Diagnose und Ätiologie der aseptischen Hüftkopfnekrose Erwachsener. Z Orthop 108:196–206

Müssbichler H (1956) Arterial supply to the head of the femur. Acta Radiol 46:533–546

Müssbichler H (1970a) Arteriographic findings in necrosis of the head of the femur after medial neck fracture. Acta Orthop Scand 41:77–90

Müssbichler H (1970b) Arteriographic investigation of the hip in adult human subjects. Acta Orthop Scand [Suppl] 132:1–39

Müssbichler H (1971) Unspezifische angiographische Befunde bei Fraktur des proximalen Femurendes. Fortschr Röntgenstr 114:346–352

Müssbichler H (1973) Arteriographic findings in patients with degenerative osteoarthritis of the hip. Radiology 106:21–27

Muhr F (1977) Frakturen der unteren Extremität. In: Heberer G, Köle W, Tscherne H (Hrsg) Chirurgie. Springer, Berlin Heidelberg New York, S 744–767

Nicholson JT, Kopell HP, Mattei FA (1954) Regional stress angiography of the hip. J Bone Joint Surg [Am] 36:503–509

Niethard FU, Puhl W (1978) Langzeitbeobachtung bei der idiopathischen Hüftkopfnekrose Erwachsener. Z Orthop 116:93–100

Nigst H (1964) Spezielle Frakturen- und Luxationslehre, Bd III. Thieme, Stuttgart, S 105–154

Nikkanen TAV, Mäkinen E, Ekfors TO, Hakkarainen S, Druysun B (1980) Osteonecrosis of the femoral head in lymphoma patients, treated with combined chemotherapy including corticosteroids. Strahlentherapie 156:417–419

Nussbaum A (1926) Die Gefäße am oberen Femurende und ihre Beziehungen zu normalen und pathologischen Vorgängen. Bruns Beitr Klin Chir 137:332–345

Ogden JA (1974) Changing patterns of proximal femoral vascularity. J Bone Joint Surg [Am] 56:941–950

Oide T (1979) Selective medial circumflex femoral arteriography in idiopathic ischemic necrosis of the femoral head in adults. J Jap Orthop Assoc 53:292–305

Olovson T (1941) Beitrag zur Kenntnis der Verbindung zwischen A. iliaca und A. femoralis beim Menschen. Acta Chirurg Scand [Suppl] 67:17–216

Oppermann HC, Mehls O, Willich E, Twittenhoff WD (1981) Osteonekrosen bei Kindern mit chronischen Nierenerkrankungen vor und nach Nierentransplantation. Radiologe 21:175–182

Palazzi C, Xicoy J (1975) The pediculate bone graft as treatment for the aseptic necrosis of the femoral head. Arch Orthop Unfallchir 83:115–122

Papp M (1977) Steroid induced femoral head necrosis. J Am Osteopath Assoc 76:752–757

Patterson RJ, Bickel WH, Dahlin DC (1964) Idiopathic avascular necrosis of the head of the femur. J Bone Joint Surg [Am] 46:267–282

Payr E (1908) Über osteoplastischen Ersatz nach Kieferresektion durch Rippenstücke mittels gestielter Brustwandlappen oder freier Transplantation. Zentralbl Chir 36:1065–1070

Pelzl H (1982) Die Femurkopfnekrose als Komplikation der medialen Schenkelhalsfraktur. Unfallchirurgie 8:105–111

Phemister DB (1931) Aseptische Knochennekrose bei Frakturen, Transplantationen und Gefäßverschlüssen. Z Orthop Chir 55:161–186

Protzmann RR, Burkhalter WE (1976) Femoral neck fractures in young adults. J Bone Joint Surg [Am] 58:689–695

Puckett CL, Hurvitz JS, Metzler MH, Silver D (1979) Bone formation by revascularized periosteal and bone grafts, compared with traditional bone grafts. Plast Reconstr Surg 64: 361–365

Rabenseifner L, Küsswetter W (1982) Spätergebnisse nach intertrochantärer Osteotomie bei Femurkopfnekrosen. Orthop Prax 11: 845–849

Rahn BA (1976) Die polychrome Sequenzmarkierung des Knochens. Nova Acta Leopoldina 44: 249–255

Reichelt A (1969) Die idiopathische Hüftkopfnekrose. Z Orthop 106: 273–295

Reinhardt K, Wagner M (1980) Complete destruction of both femoral heads following idiopathic necrosis of the femoral heads in a diabetic patient with hyperuricemia and hyperlipoproteinemica. Arch Orthop Traumatol Surg 96: 135–147

Reiser M, Heuck A, Aigner R, v Gumppenberg S, Heimhuber B, Rupp N (1986) Die selektive arterielle DSA der Hüftkopfgefäße. Fortschr Röntgenstr 145: 379–383

Rettig H (1951) Caissonnekrose am Hüftkopf. Monatsschr Unfallheilkd 54: 338–341

Rettig H, Schauß A (1984) Schenkelhalsfrakturen am wachsenden Skelett. Unfallchirurgie 10: 36–39

Riess (1968) Klinische Untersuchung der Kopfdurchblutung. Podiumsdiskussion. Verh Österr Gesell Unfallchirurgie, Bd 97. Springer, Berlin Heidelberg New York, S 35–36

Rietbrock N, v Bruchhausen F (1975) Chemotherapie. In: Füllgraf G, Palm D (Hrsg) Pharmakotherapie. Fischer, Stuttgart, S 214–242

Rittmeyer K, Freyschmidt J (1971) Der Wert des Subtraktionsverfahrens bei angiographischen Untersuchungen von Skelettumoren. Fortschr Röntgenstr 114: 656–662

Rodegerdts U (1969) Aseptische Hüftkopfnekrose im Kindesalter nach Cortisonlangzeittherapie bei Colitis ulcerosa. Z Orthop 106: 593–599

Rokkanen P, Slätis P, Laine H (1963) Oxytetracyclin labelling of experimental aseptic necrosis of the femoral head. Ann Chir Gynaec 52: 659–664

Rokkanen P, Slätis P, Laine H (1965) Oxytetracyclin labelling of experimental affections of the hip joint. Acta Orthop Scand 36: 241–249

Romeis B (1968) Mikroskopische Technik. Oldenbourg, München, S 210

Rook FW (1953) Arteriography of the hip joint for predicting end results in intracapsular and intertrochanteric fractures of the femur. Am J Surg 86: 404–409

Rupp N, Grünberg G (1975) Die kontralaterale selektive Hüftangiographie. Fortschr Röntgenstr 123: 134–136

Sakamoto H (1981) Experimental study of vascular bundle transplantation to femoral head of young mongrel dog. J Jpn Orthop Assoc 55: 59–69

Salter RB, Kostuik J, Dallas S (1969) Avascular necrosis of the femoral head as a complication of treatment for congenital dislocation of the hip in young children. Can J Surg 12: 44–61

Satoh T, Tsuchiya M, Harii K (1983) A vascularised iliac musculo-periosteal free flap transfer. Br J Plast Surg 36: 109–112

Saur K, Dambe LT, Schweiberer L (1978) Experimentelle Untersuchungen zum Einbau autologer Spongiosa in die Kompakta des Röhrenknochens. Arch Orthop Traumatol Surg 92: 211–219

Scharf W, Hertz H, Függer R, Schabus R, Wagner M (1984) Über Ursachen und Häufigkeit der aseptischen Hüftkopfnekrose nach medialer Schenkelhalsfraktur. Unfallheilkunde 87: 338–343

Schauer A (1977) Zur pathologischen Anatomie der spontanen Osteonekrosen. Z Orthop 115: 432–444

Schink W, Parhofer R (1962) Histologische Untersuchungen über die Größe der Arterien im Ligamentum capitis femoris. Langenbecks Arch Chir 300: 306–313

Schmelzle R (1986) Das gefäßgestielte Beckenkammtransplantat und seine Anwendung im Kieferbereich. Handchirurgie 18: 376–378

Schmit-Neuerburg KP, Hanke J (1987) Knochentransplantation bei primärem Defekt an den Röhrenknochen. Hefte Unfallheilkd 185: 194–208

Schoenecker PL, Bitz DM, Whiteside LA (1978) The acute effect of position of immobilization on capital femoral epiphyseal blood flow. J Bone JointSurg [Am] 60: 899–904

Schoenecker PL, Lesker PA, Ogata K (1984) A dynamic canine model of experimental hip dysplasia. J Bone Joint Surg [Am] 66: 1281–1288

Schott O (1967) Elektronische Informationsaufbereitung in der Röntgendiagnostik. Elektromedizin 12: 205–215

Schramm W (1970) Klinische und tierexperimentelle Untersuchungen über die Transplantation autoplastischer Spongiosa. Hefte Unfallheilkd 104:1–88
Schwaiger M (1936) Das Ligamentum teres und seine Gefäße. Z Orthop 65:297–317
Schwarzenbach O, Swiontkowski MF, Aebi M (1987) Durchblutungsmessung bei mikrochirurgisch revaskularisierten immunsupprimierten segmentalen allogenen Knochentransplantaten mittels „Laser Doppler Flowmetry". Handchirurgie 19:84–87
Schweiberer L (1976) Theoretisch experimentelle Grundlagen der autologen Spongiosatransplantation im Infekt. Unfallheilkunde 79:151–155
Schweiberer L, Eitel F, Betz A (1982) Spongiosatransplantation. Chirurg 53:195–200
Schwetlick G, Klingmüller V (1987) Die superselektive Angiographie als Therapiekontrolle der mit einem gefäßgestielten Beckenspan versorgten Hüftkopfnekrose. Z Orthop 125:382–389
Schwetlick G, Weber U, Klingmüller V (1987) Die Hüftkopfnekrose des Erwachsenen. Med Welt 38:1475–1480
Schwetlick G, Franz K, Rettig H (1988) Vingt ans d'ostèotomie sous-capitale pour épiphysiolyse fémorale supérieure. Indications et résultats. Int Orthop 12:43–49
Schwetlick G, Weber U, Klingmüller V, Sparmann M (1990) Der gefäßgestielte Arteria glutaea superior Beckenspan. Unfallchirurgie 16:75–79
Schwetlick W (1976) Die kindliche Luxationshüfte. Enke, Stuttgart, S 60
Seldinger SI (1953) Catheter replacement of the needle in percutaneous angiography. Acta radiol 39:368–376
Sevitt S (1964) Avascular necrosis and revascularisation of the femoral head after intracapsular fractures. J Bone Joint Surg [Br] 46:270–296
Sevitt S (1983) Reflections on pathology in trauma. Injury 14:297
Sevitt S, Thompson RG (1965) The distribution and anastomoses of arteries supplying the head and neck of the femur. J Bone Joint Surg [Br] 47:560–573
Sklarek J, Kaiser E (1988) Die Blutversorgung des Darmbeines als Grundlage für freie Knochentransplantate des Beckenkammes. Unfallchirurg 91:234–237
Smith FB (1959) Effects of rotatory and valgus malpositions on blood supply to the femoral head. J Bone Joint Surg [Am] 41:800–815
Smyth CJ, Leidholdt JD (1973) Steroid arthropathy of the hip. Clin orthop 90:50–56
Sobotta J, Becker H (1973) Atlas der Anatomie des Menschen, Bd 3. Urban & Schwarzenberg, München Berlin Wien
Strömqvist B, Hansson LI (1983) Femoral head vitality after femoral neck fracture. Arch orthop Traumatol Surg 101:251–257
Strömqvist B, Ceder L, Hansson LI, Thorngren G (1981) Vitality of the femoral head after femoral neck fracture evaluated by tetracycline labeling. Arch Orthop Traumatol Surg 99:1–6
Strömqvist B, Wingstrand H, Egund N et al. (1985) Traumatic hip joint tamponade. Acta Orthop Scand 56:81–85
Stuck WG, Hinchey JJ (1944) Experimentally increased blood supply to the head and neck of the femur. Surg Gynecol Obstet 78:160–163
Sugioka Y (1978) Transtrochanteric anterior rotational osteotomy of the femoral head in the tratment of osteonecrosis affecting the hip. Clin Orthop 130:191–201
Suramo I, Puranen J, Heikkinen E, Vuorinen P (1974) Disturbed patterns of venous drainage of the femoral neck in perthes disease. J Bone Joint Surg [Br] 56:448–453
Sutro CJ (1978) Fractures of one cortex of the femoral neck with tardy necrosis of the femoral head. Bull Hosp Jt Dis Orthop Inst 39:145–152
Sweetnam R (1969) Corticosteroid arthropathy and tendon rupture. J Bone Joint Surg [Br] 51:397–398
Taylor GI (1977a) Microvascular free bone transfer. Orthop Clin North Am 8:425–447
Taylor GI (1977b) Tissue defects in the limbs: Replacement with free vascularized tissue transfers. Aust N Z J Surg 47:276–284
Taylor GI, Daniel RK (1973) The free flap: Composite tissue transfer by vascular anastomosis. Aust N Z J Surg 43:1–3
Taylor GI, Miller GDH, Ham FJ (1975) The free vascularized bone graft. A clinical extension of microsurgical technique. Plast Reconstr. Surg 55:533–544

Taylor GI, Watson N (1978) One-stage repair of compound leg defects with free, revascularized flaps of groin skin and iliac bone. Plast Reconstr Surg 61 : 494–506

Taylor GI, Townsend P, Corlett R (1979) Superiority of the deep circumflex iliac vessels as the supply for free groin flaps. Plast Reconstr Surg 64 : 745–759

Teot L, Dussault RG, Arnault F, Blimke B, Pfeil J, Pous JG (1987) Azetabulumplastiken durch gestielten Transfer der Beckenkammapophyse beim Hund. Z Orthop 125 : 163–169

Theron J (1977) Superselective angiography of the hip. Radiology 124 : 649–657

Theron J (1980) Angiography in Legg-Calve-Perthes disease. Radiology 135 : 81–82

Timothy AR, Tucker AK, Malpas JS, Wrigley PF, Sutcliffe SB (1978) Osteonecrosis after intensive chemotherapy for Hodgkin's disease. Lancet 2 : 154–155

Torto UD, Zannini G (1967) Technic for arterial transplants into the growing distal epiphysis of femur. Int Surg 47 : 362–370

Trueta J (1968) Die Anatomie der Gefäße des Oberschenkelkopfes und ihre Empfindlichkeit gegenüber traumatischer Schädigung. Verh Österr Gesell Unfallchir 7 : 18–28

Trueta J, Harrison MHM (1953) The normal vascular anatomy of the femoral head in adult man. J Bone Joint Surg [Br] 35 : 442–461

Tucker FR (1949) Arterial supply to the femoral head and its clinical importance. J Bone Joint Surg [Br] 31 : 82–93

Vasey H (1971) Idiopathic necrosis of the femoral heads in systemic lupus erythematosus. In: Zinn W (Hrsg) Idiopathic ischemic necrosis of the femoral head in adults. Thieme, Stuttgart, S 170–173

Venable CS, Stuck WG (1946) Muscle flap transplant for the relief of painful monoarticular arthritis (aseptic necrosis) of the hip. Ann Surg 123 : 641–655

Wachsmuth W (1956) Die Operationen an den Exremitäten, Teil II. Springer, Berlin Göttingen Heidelberg

Wagner H (1968) Die idiopathische Hüftkopfnekrose des Erwachsenen. Beilageheft Z Orthop 104 : 224–235

Wagner H, Zeiler G (1980) Idiopathische Hüftkopfnekrose. Orthopäde 9 : 290–310

Wang G-J, Sweet DE, Reger SI, Thompson RC (1977) Fat-cell changes as a mechanism of avascular necrosis of the femoral head in cortison-treated rabbits. J Bone Joint Surg [Am] 59 : 729–735

Weathersby H (1959) The origin of the artery of the ligamentum teres femoris. J Bone Joint Surg [Am] 41 : 261–263

Weber MW (1960) Schemata der Leitungsbahnen des Menschen, Systema Arteriarum. Lehmanns, München, S 1–5

Weber U, Rettig H, Brudet J (1985a) Die Schenkelhalsfraktur im Kindesalter, Teil II. Nachuntersuchungsergebnisse. Unfallchirurg 88 : 512–517

Weber U, Rettig H, Schauss A (1985b) Die Schenkelhalsfraktur im Kindesalter, Teil I. Allgemeinbetrachtungen. Unfallchirurg 88 : 505–511

Weigand H, Sarfert D, Schweikert CH, Walde HJ (1978) Die reine traumatische Hüftluxation des Erwachsenen. Unfallheilkunde 81 : 20–27

Weiland AJ (1981) Vascularized free bone transplants. J Bone Joint Surg [Am] 63 : 166–169

Weiland AJ, Daniel RK (1979) Microvascular anastomoses for bone grafts in the treatment of massive defects in bone. J Bone Joint Surg [Am] 61 : 98–104

Weiland AJ, Daniel RK, Riley LH (1977) Application of the free vascularized bone graft in the treatment of malignant or aggressive bone tumors. John Hopkins Med J 140 : 85–96

Weiland AJ, Kleinert HE, Kutz JE, Daniel RK (1979) Free vascularized bone grafts in surgery of the upper extremity. J Hand Surg 4 : 129–144

Welfling J (1971) Hip lesions in dekompression disease. In: Zinn W (Hrsg) Idiopathic ischemic necrosis of the femoral head in adults. Thieme, Stuttgart, S 103–106

Wenz A, Porkert A, Beduhn D, Roth FJ (1975) Angiographie im Farbröntgenfilm. In: Loose KE (Hrsg) Angiographie und ihre neuesten Erkenntnisse. de Gruyter, Berlin New York, S 84–85

Wertheimer LG, Lopes S (1971) Arterial supply of the femoral head. J Bone Joint Surg [Am] 53 : 545–556

Willert HG, Sarfert D (1975) Die operative Behandlung der segmentalen Hüftkopfnekrose. Z Orthop 112 : 694–695

Willert HG, Sarfert D (1975) Die Behandlung segmentaler, ischämischer Hüftkopfnekrosen mit der intertrochantären Flexionsosteotomie. Z Orthop 113:974–914

Willert HG, Zichner L, Enderle A (1977) Indikation und Ergebnisse der Flexionsosteotomie in der Behandlung der Hüftkopfnekrose. Z Orthop 115:484–485

Willert HG, Buchhorn G, Zichner L (1980) Ergebnisse der Flexionsosteotomie bei der segmentalen Hüftkopfnekrose des Erwachsenen. Orthopäde 9:278–289

Wingstrand H, Egund N, Carlin NO, Forsberg L, Gustafson T, Sunden G (1985) Intracapsular pressure in transient synovitis of the hip. Acta Orthop Scand 56:204–210

Wittebol P (1969) The results obtained with a pedicled bone graft according to the method of Judet in the treatment of medial fractures of the femoral neck. Arch Chir Neerl 21:169–182

Wolcott WE (1943) The evolution of the circulation in the developing femoral head and neck. Surg Gynecol Obstet 77:61–68

Wolff R, Rogmans D (1982) Indikation zur Unterfütterung und Umstellungsosteotomie bei Oberschenkelkopfnekrosen und deren Ergebnisse. Orthop Prax 10:805–809

Wolter D (1976) Das komprimierte und geformte autologe Spongiosatransplantat. Habilitationsschrift, Medizinische Fakultät Universität Ulm

Woodhouse CF (1962) Anoxia of the femoral head. Surgery 52:55–63

Woodhouse CF (1963) The transplantation of patent arteries to bone. J Int Coll Surg 39:437–446

Xunyuan D, Minxin J (1986) Zwei variante Behandlungsmethoden dislozierter Schenkelhalsfrakturen. Chirurg 57:340–343

Ziedses des Plantes BG (1961) Subtraktion. Thieme, Stuttgart

Ziedses des Plantes BG (1968) Das elektronische Subtraktionsverfahren. Electromedica 1:23–25

Zsernaviczky J, v Torklus D, Wilke H, Frahm H (1974) Multiple Osteonekrosen bei Hyperlipoproteinämie Typ IV. Z Orthop 112:1112–1118

Zsernaviczky J, v Torklus D, Wilke H (1976) Aseptische Hüftkopfnekrose und Fettstoffwechselstörung Typ IIa nach Fredrickson. Z Orthop 114:100–104

Zsernaviczky J, Höppner W, Farid F (1982) Neue Erkenntnisse über die Rolle der Fettstoffwechselstörungen und blutchemischer Parameter in der Ätiologie der aseptischen Hüftkopfnekrose. Orthop Prax 10:759–763

Sachverzeichnis

A. acetabularis 5, 49
A. axillaris 14
A. basilaris 14
A. circumflexa femoris lateralis 6, 7, 9, 21, 75, 82
A. circumflexa femoris medialis 5, 6, 8, 9, 42, 75
A. circumflexa ilium profunda 9, 14, 15, 21, 22, 37, 41, 78, 81
A. circumflexa ilium profunda Lappen 21
A. circumflexa ilium profunda Span 23, 24, 82, 84
A. circumflexa ilium superficialis 15, 22, 40, 79
A. circumflexa ilium superficialis Lappen 21
A. femoralis 6, 40, 78, 79
A. femoralis profunda, verlagerte 16
A. femoralis, verlagerte 15
A. femoris profunda 6
A. glutaea inferior 9, 21, 49, 75
A. glutaea superior 49, 75
A. glutaea superior Span 24, 40
A. iliaca 5, 9
A. iliaca externa 9, 36, 40, 78
A. nutritia 9
A. obturatoria 5, 7, 40
Abspreiz-Außenrotationsstellung 51
Äthanol 34
Alkoholismus 4
Anastomose, mikrovaskuläre 82
Angiographie 9, 25
–, Komplikationen 14
–, postoperativ 82–84
–, präoperativ 30, 31, 79, 84
–, selektiv 14, 29, 75, 83
–, semiselektiv 13
–, superselektiv 13, 14, 24, 27, 62, 84
Aortenbifurkation 29
Aortographie 10
Areal, subfoveales 6
Arterien, retinakuläre 8, 11, 75
Arterienimplantat 16, 20
Arteriographie 9
Arteriosklerose 11, 14

Atheromatose 11
Auflichttechnik 35
Autoradiographie 16, 75

Bariumsulfat 36
Beckenspan 2, 28, 32, 60
Berliner Blau 36
Bindegewebe 69, 91
Blattfilmwechsler 29
Blutbildungsherde 66
Blutflußmessung 76
Blutviskosität 5
Brustwandlappen 15

Caissonnekrose 5, 11
Callus 68
Caput femoris 73
Chelat 91
Chemotherapie 4
Cineradiographie 16
Circulus articuli vasculosus 9
Cobra-Katheter 29
Colitis ulcerosa 11
Coxitis tuberculosa 10
Crista iliaca Span 15
Crista intertrochanterica posterior 18, 19

Dekompressionskrankheit 5
Diabetes mellitus 5
Druckmessung, intraossäre 4
Druckschwankung 5
Druckverband 76
DSA 14
Durchleuchtung 85
Dyslipidämie 4

Eisenhämatoxilin 35
Entellan 35
Epiphysendurchblutung 76
Epiphysengefäße, laterale 2, 3, 8, 75
–, mediale 8
Epiphyseolysis capitis femoris 10
Erkrankungsalter 1

Ersatz, schleichender 15, 83
Essigsäure 35
Extension 77

Farbnegativdoppelbelichtung 30
Farbsubtraktion 62, 90
Femurepiphyse 8
Femurfraktur, intertrochantär 9
–, subcapital 19
Fettembolisierung 4
Fettleber 4
Fettstoffwechselstörung 4
Fibulaspan, gefäßgestielter 21, 82
Ficatstadium 41, 75
Flexions-Abspreiz-Stellung 50
Flexionsosteotomie 23
Fluoreszenzmikroskopie 16, 35, 68, 69
Foramen obturatorium 18
Formalin 36
Fossa intertrochanterica 6
Fovea capitis femoris 7
Fraktur, subchondrale 23
Frakureinteilung n. Trueta 3
Frakturlinie 3
Frakturlinienverlauf 2, 3
Fremdkörperreaktion 65
Fremdmaterial 65
Froschstellung 76
Führungsdraht 14
Funktionsangiographien 50, 78, 84

Garden I Fraktur 3
Garden IV Fraktur 3
Gefäßanomalien 73, 81
Gefäßbündel 79
Gefäßbündeltransplantation 17, 20
Gefäßdilatation 10
Gefäßpol 3
Gelenkersatz 1
Gelenkkapsel 8
Gerinnungssystem 4
Gicht 4
Granulationsgewebe 68, 91
Grenzzone 68
Grünfilter 30

Hämalaun-Eosin 35
Hämatom 11, 76
Hämopoese 68
Hämorrhagien 63
Hämosiderinablagerungen 65
Histiozyten 65
Histologie 63
Hüftangiographie, globale 75

Hüftdysplasie 10
–, experimentelle 77
Hüftgelenk, fixiert 77
Hüftgelenksdruck, intrakapsulärer 77
Hüftgelenksimmobilisation 77
Hüftgelenkskapselischämie 77
Hüftgelenksluxation, angeborene 78
–, kindliche 10, 76
–, traumatische 4, 10, 14
Hüftgelenkspfanne 77
Hüftgelenksposition 77
Hüftgelenksspalt 78
Hüftgelenksstellung 76
Hüftgelenkstamponade 77
Hüftkopfdurchblutung 77
Hüftkopfkalotteneinbruch 19
Hüftkopfnekrose, alkoholinduzierte 4
–, cortisoninduzierte 4
–, idiopathische 2, 73, 74
–, ischämische 2
–, posttraumatische 4, 73, 74
Hüftübersichtsangiographie 13
Hüftverrenkungsbruch 4
Hydrogenauswaschmethode 76
Hyperuricämie 4
Hypervaskularisation 13, 73–75
–, perinekrotische 14
Hypotension 10

Immobilisationsposition 76
Indiaink 21
Inkongruenzsichel 77
Innenrotations-Abspreiz-Stellung 50
Isotopenbestrahlung 5

Jopamidol 29

Kahnbein 1
Kalibersprung 48
Kapillarfragilität 4
Katheter 29, 81, 84
Knochen-Knorpel Transplantation, homoioplastische 1
Knochenanbau 68
Knochenbälkchen 63, 65
Knochenmark 63
Knochenmarksentlastung 1
Knochenneubildung 65, 66
Knochenresorption 83
Knochensäume 70
Knochentransplantat, gefäßgestieltes 15, 79
–, gestieltes 15
Kollagenfaserzüge 65
Kontrastmittel 9, 14, 36

Kontrastmittelabbruch 48, 49
Kontrastmittelabfluß 61
–, retrograd 53
Kontrastmitteldurchfluß 10, 75
Kontrastmittelextravasation 12
Kontrastmittelinjektion 13, 70, 88
Kontrastmittelpooling 12
Kontrastmittelreiz 11
Kontrastmittelzirkulationsstop 12, 51, 52, 55, 57
Kopffragment 76
Kortikalistransplantat 91
Kortison 5
Kupfer 4

Lange-Position 77
Lappen, osteocutaner 22, 83
Laser-Doppler-Flowmetrie 83
Latexperfusion 77
Leichenangiogramme 14, 76, 78
Leistenband 40, 78, 79
Leistenhautlappen 83
Leukämie 4
Lichtgrünlösung 35
Lig. iliofemorale 77
Lig. ischiofemorale 77
Lig. pubofemorale 77
Lig. teres 5, 7, 75, 76
Lig.-Teres-Venogramm 88
Lipidstoffwechselstörung 4
Lorenz-Position 77
Lupus erythematodes 5
Lymphome 4

Magnetrührer 36
Makroangiographien 2
Markierungslinien 68, 70
Markräume 64, 70
Masson-Goldner 35, 65
Metaphysengefäß, obere 8, 9, 73
–, untere 8, 9
Microspheres 76, 77
Mikroanastomose 22, 23
Mikroangiographien 17, 19, 27, 36, 70, 91
Mikrozirkulation 15
Mineralisationsfront 91
Mißbildungssyndrome, arteriovenöse 10
Mondbein 1
Morbus Cushing 4
Morbus Fabry 5
Morbus Gaucher 5
Morbus Kienböck 20
Morbus Perthes 10, 20, 77
Musk. glutaeus lateralis Span 15
Musk. glutaeus medius Lappen 15

Musk. glutaeus medius Span 15, 17, 19, 82
Musk. glutaeus minimus Span 16, 17
Musk. iliacus 22, 33
Musk. iliopsoas Span 19
Musk. obturatur ext. 6
Musk. quadratus femoris Span 18, 82, 83
Musk. sartorius 22
Musk. sartorius Span 23, 83
Musk. tensor fasciae latae Span 19
Musk. vastus lateralis Lappen 15
Muskelstieltorsion 16

Neigungswinkel 3
Neutralstellung 57
Nierentransplantation 5

Ödman-Ledin-Katheter 13
Omentum majus Gefäßbündel 18
Orange-G-Phosphorwolframsäure 35
Os ilium 22, 35
Os ischii 18
Ossa-Fixona 34
Ossifikation, desmale 65, 67, 70
–, heterotope 57, 86
Osteoblasten 15, 65, 82
Osteoid 68
Osteoidzone 35
Osteoklasie 65
Osteoporose 4
Osteozyten 15, 82

Panarteriitis 5
Pankreatitis 5
Paraffin 35
Paraplast 35
Pauwels III 3
Periost 34, 82
Phlebographie 76
Plättchenaggregation 5
Platinelektrode 76
Ponceau-Säurefuchsin 35
Präparatangiographie 9, 75
Pseudarthrose 21

Rami nutritii capitis distalis 7, 9, 13, 42, 49, 74
Rami nutritii capitis proximales 3, 9, 13, 30, 42, 49, 50, 73
Rami nutritii dorsales caudales 8
Ramus nutritius anterior 9
Ramus nutritius capitis inferior 8, 73
Ramus profundus d. A. circumflexa femoris medialis 3, 9, 13, 30, 42, 49, 73, 74
Ramus profundus der A. glutaea superior 40

Ramus superficialis d. A. circumflexa femoris
  medialis 6
Regional stress angiography 27
Reposition 4, 10
Revaskularisierung 82
Revitalisierung 20
Riesenzellen 65
Rippentransplantation 15
Röntgenbestrahlung 5
Röntgenkinematographie 77
Röntgenogramm 25
Rolitetrazyklin 35
Rotationsangiographie 30
Rotationsosteotomie 1
Rotfilter 30

Schaf 23
Schenkelhalsabduktionsfraktur 3
Schenkelhalsachsenknick 12
Schenkelhalsfraktur, dislozierte 3
–, eingestauchte 3
–, kindliche 2
–, laterale 3
–, mediale 1–4, 9, 11, 73, 75
–, nicht dislozierte 3
–, –, reponierte 12
Schenkelhalspseudarthrose 10
Schlittenmikrotom 35
Seldinger Methode 14
Serienangiographie 10, 61
Sichelzellanämie 45
Skaphoidnekrose 20
Spalteholz-Methode 36
Span, muskelgestielter 15
Spasmus 11, 14
Spina iliaca anterior 19
Spongiosa 72, 90
Spongiosaplastik 1, 20
Spongiosaplombage 73
Sprungbein 1
Steroidtherapie 4
Strömungsgeschwindigkeit 10
Subtraktion, elektronische 25, 75, 89

Subtraskop 30
Synovitis 77
Szintigraphie 83

Talusnekrose 20
Taucher 5
Tetrazyklinmarkierung 27, 35, 65, 77, 91
Thiopentalnatrium 32
Thromboembolie 14
Thrombose 5, 10, 11
Transplantatangiographie 53
Transplantatfunktionsangiographie 57
Transplantatlager 15, 73, 81
–, geschädigtes 22
Transplantatlagervenogramm 88
Trochanter major Span 16, 17
Trochanterosteotomie 23
Truncus profundus circumflexus perfectus 6
Tumordiagnostik 10

Übersichtsangiographie 74, 79, 84
Umstellungsosteotomie 1, 60

V. circumflexa femoris medialis 88
V. circumflexa ilium profunda 88
V. glutaea inferior 21
V. glutaea superior 61
Varikosis 82
Varisierungsosteotomie 23
Vasa iliaca Span 22
Vaskularisation 64, 71
Vaskulitis 4
Venographie 88
Vergrößerungsangiographie 13
Videosignale 25
Vidikon 25

Xylol 35

Zirkulationsstop 76
Zirkulationsstörung 4, 5, 57, 78, 86
Zone, subchondrale 4

Hefte zur Unfallheilkunde

Beihefte zur Zeitschrift „Der Unfallchirurg". Herausgeber: J. Rehn, L. Schweiberer, H. Tscherne

Heft 211: **W. Hager** (Hrsg.)
Weichteilschäden bei Extremitätenfrakturen
24. Jahrestagung der Österreichischen Gesellschaft für Unfallchirurgie. 6.–8. Oktober 1988, Gmunden
Kongreßbericht im Auftrage des Vorstandes zusammengestellt von W. Hager
1990. XVIII, 275 S. 52 Abb. 120 Tab.
Brosch. DM 148,– ISBN 3-540-52742-7

Heft 210: **J. R. Izbicki**
Die Sepsis bei Splenektomie
Tierexperimentelle Befunde zum Milzerhalt und zur Immunaktivierung
1991. XI, 102 S. 52 Abb. 15 Tab. Brosch. DM 78,–
ISBN 3-540-53180-7

Heft 209: **H. Schmelzeisen**
Der Bohrvorgang in der Kortikalis
Mechanik · Thermometrie · Morphologie
Geleitwort von S. Weller
1990. XII, 102 S. 49 Abb. 11 Tab. Brosch. DM 98,–
ISBN 3-540-52514-9

Heft 208: **M. Forgon, G. Zadravecz**
Die Kalkaneusfraktur
1990. VIII, 104 S. 95 Abb. 11 Tab. Brosch. DM 96,–
ISBN 3-540-51793-6

Heft 207
52. Jahrestagung der Deutschen Gesellschaft für Unfallheilkunde e. V.
16.–18. November 1988, Berlin
Präsident: K.-H. Jungbluth
Redigiert von: A. Pannike
1989. LII, 480 S. 64 Abb. Brosch. DM 149,–
ISBN 3-540-51644-1

Heft 206: **H. Resch, G. Sperner, E. Beck** (Hrsg.)
Verletzungen und Erkrankungen des Schultergelenkes
Innsbrucker Schultersymposium – Verletzungen der Schulter. 9./10. September 1988, Innsbruck
1989. X, 212 S. 119 Abb. 51 Tab.
Brosch. DM 98,– ISBN 3-540-51534-8

Heft 205: **E. Orthner**
Die Peronaeussehnenluxation
1991. X, 198 S. 117 Abb. Brosch. DM 128,–
ISBN 3-540-51648-4

Heft 204: **L. Gotzen, F. Baumgaertel** (Hrsg.)
Bandverletzungen am Sprunggelenk
Grundlagen. Diagnostik. Therapie
Symposium der Arbeitsgemeinschaft für Sportverletzungen der Deutschen Gesellschaft für Chirurgie (CASV)
1989. X, 119 S. 55 Abb. Brosch. DM 78,–
ISBN 3-540-51318-3

Heft 203: **R. Wolff** (Hrsg.)
Zentrale Themen aus der Sportorthopädie und –traumatologie
Symposium anläßlich der Verabschiedung von G. Friedebold, Berlin, 25.–26. März 1988
1989. XIV, 239 S. 136 Abb. 16 Tab.
Brosch. DM 124,–
ISBN 3-540-51325-6

Preisänderungen vorbehalten

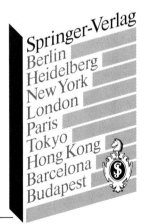

Hefte zur Unfallheilkunde

Beihefte zur Zeitschrift „Der Unfallchirurg". Herausgeber: J. Rehn, L. Schweiberer, H. Tscherne

Heft 202: **P. Habermeyer, H. Resch**
Isokinetische Kräfte am Glenohumeralgelenk / Die vordere Instabilität des Schultergelenks
1989. XIV, 166 S. 65 Abb. 57 Tab.
Brosch. DM 86,– ISBN 3-540-51122-9

Heft 201:
Brüche und Verrenkungsbrüche des Unterarmschaftes
22. Jahrestagung der Österreichischen Gesellschaft für Unfallchirurgie, 2.–4. Oktober 1986, Salzburg

Kongreßbericht im Auftrage des Vorstandes zusammengestellt von W. Hager
1989. XIX, 431 S. 191 Abb. 240 Tab.
Brosch. DM 198,– ISBN 3-540-50741-8

Heft 200: **A. Pannike** (Hrsg.)
5. Deutsch-Österreichisch-Schweizerische Unfalltagung in Berlin
18.–21. November 1987

Redigiert von E. H. Kuner, F. Povacs und Ch.-A. Richon
1988. LV, 716 S. 179 Abb. Brosch. DM 178,–
ISBN 3-540-50085-5

Heft 199: **V. Bühren, H. Seiler** (Hrsg.)
Aktuelle Aspekte in der arthroskopischen Chirurgie
Grundlagen, Techniken, Alternativen
1988. X, 203 S. 120 Abb. 55 Tab. Brosch. DM 124,–
ISBN 3-540-50073-1

Heft 198: **R. Wolff**
Knochenstabilität nach Kontakt- und Spaltheilung
Eine tierexperimentelle Studie
1988. XIV, 104 S. 46 Abb. Brosch. DM 75,–
ISBN 3-540-50107-X

Heft 197: **H. Tscherne, M. L. Nerlich** (Hrsg.)
Repositionstechnik bei Frakturen und Luxationen
35. und 36. Hannoversches Unfallseminar
1988. X, 239 S. 202 Abb. Brosch. DM 98,–
ISBN 3-540-50096-0

Heft 196: **A. Biewener, D. Wolter**
Komplikationen in der Unfallchirurgie
Computergestützte Datenanalyse über einen Fünfjahreszeitraum
1989. VIII, 192 S. 23 Abb. 165 Tab. Brosch. DM 89,–
ISBN 3-540-50004-9

Heft 195: **P. Habermeyer, P. Krueger, L. Schweiberer** (Hrsg.)
Verletzungen der Schulterregion
VI. Münchener Innenstadt-Symposium, 16. und 17. September 1987
1988. XIV, 300 S. 162 Abb. 46 Tab.
Brosch. DM 156,– ISBN 3-540-19316-2

Heft 194: **S. B. Kessler, L. Schweiberer**
Refrakturen nach operativer Frakturenbehandlung
1988. XI, 73 S. 75 Abb. Brosch. DM 68,–
ISBN 3-540-19018-X

Heft 193:
I. Scheuer, G. Muhr
Die Meniskusnaht
Eine sinnvolle Therapie
1988. VIII, 102 S. 40 Abb. Brosch. DM 78,–
ISBN 3-540-18957-2

Preisänderungen vorbehalten

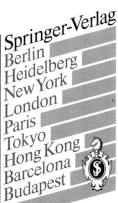

Springer-Verlag
Berlin
Heidelberg
New York
London
Paris
Tokyo
Hong Kong
Barcelona
Budapest

Druck: Druckerei Zechner, Speyer
Verarbeitung: Buchbinderei Schäffer, Grünstadt